全国高等职业教育教材

供临床医学专业用

医患沟通

主　编　王朝晖

副主编　张元凯　傅学红

编　者（以姓氏笔画为序）
　　　　王朝晖（襄阳职业技术学院）
　　　　刘琬一（黑龙江护理高等专科学校）
　　　　张元凯（南阳医学高等专科学校）
　　　　郑荣日（黑龙江护理高等专科学校）
　　　　韩景新（唐山职业技术学院）
　　　　傅学红（益阳医学高等专科学校）
　　　　詹玲利（漯河医学高等专科学校）

人民卫生出版社
·北　京·

图书在版编目（CIP）数据

医患沟通 / 王朝晖主编 . —北京：人民卫生出版社，2023.7（2025.1重印）

ISBN 978-7-117-35082-2

Ⅰ. ①医⋯　Ⅱ. ①王⋯　Ⅲ. ①医患关系–医学院校–教材　Ⅳ. ①R197.323.4

中国国家版本馆 CIP 数据核字（2023）第 136401 号

人卫智网	www.ipmph.com	医学教育、学术、考试、健康，购书智慧智能综合服务平台
人卫官网	www.pmph.com	人卫官方资讯发布平台

医 患 沟 通
Yihuan Goutong

主　　编：王朝晖
出版发行：人民卫生出版社（中继线 010-59780011）
地　　址：北京市朝阳区潘家园南里 19 号
邮　　编：100021
E - mail：pmph @ pmph.com
购书热线：010-59787592　010-59787584　010-65264830
印　　刷：人卫印务（北京）有限公司
经　　销：新华书店
开　　本：850×1168　1/16　印张：8
字　　数：253 千字
版　　次：2023 年 7 月第 1 版
印　　次：2025 年 1 月第 4 次印刷
标准书号：ISBN 978-7-117-35082-2
定　　价：39.00 元

打击盗版举报电话：010-59787491　E-mail：WQ @ pmph.com
质量问题联系电话：010-59787234　E-mail：zhiliang @ pmph.com
数字融合服务电话：4001118166　E-mail：zengzhi @ pmph.com

前　言

　　医患沟通是现代医学的重要组成部分。良好的医患沟通是临床医生必备的基本素质，也是建立和谐医患关系的必然要求。为贯彻落实党的二十大精神，本着"继承传统、精益求精，打造时代精品"的编写指导思想，实现"适应需求、服务发展，推动人才培养"的目标，我们明确了编写宗旨和模式，以求继承与创新，注重理论的现实性、通俗性和应用性，强化从医学教育的源头把行医和做人结合在一起，把临床医学技能与人文精神融为一体，培养医学生符合现代医学的思想观念和价值取向要求，改变临床医生重技能、轻人文的意识和行为，增强职业责任感和敬业精神。

　　教材第一章至第三章介绍医患沟通的理论基础知识，包括医患沟通概述、心理学、伦理学、法律等方面的内容，是有效开展医患沟通的前提。第四章至第八章介绍医患沟通的基本技能，包括医患沟通的实施、方法、途径、技巧，不同岗位以及在某些特殊情况下如何进行医患沟通。在"知识链接""对话技巧评析""案例评析"等特色栏目的基础上，增加了"导入案例""实训指导"。通过融合教材二维码数字资源，以求对相关知识与技能的理解更加生动、直观和深入，激发学生的学习兴趣，增强学生学习的主动性。

　　本教材可供全国高等卫生职业教育专科临床医学专业学生学习使用，也可供医务人员参考。本教材在编写过程中，参考和引用了与医患沟通有关的大量书籍和资料，并得到各参编学校的大力支持，在此一并致谢！

　　尽管全体编委付出了巨大努力，但因水平所限，书中难免会有疏漏或不足，恳请读者批评指正。

王朝晖

2023 年 4 月

目　录

第一章 医患沟通概论

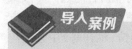

学习目标

1. 掌握：医患沟通与医患沟通学的含义；医患沟通的本质。
2. 熟悉：医患沟通的特点，医患沟通在医学教育和临床实践中的意义。
3. 了解：沟通的含义、内容和分类；我国医患沟通现状。
4. 通过角色扮演初步掌握人际沟通及医患沟通的基本方法。
5. 树立医患沟通的意识，明确职业精神和职业素养是医患沟通的前提条件。

导入案例

如何让患者做出正确选择

王某，育龄期女性，停经35周，血压升高、尿蛋白（+++）3天。患者诊断重度先兆子痫，已完成地塞米松促肺成熟治疗。医生建议患者剖宫产终止妊娠，但王某和家属均认为还未足月，拒绝剖宫产。医生耐心倾听患者述说后，对患者做出了相应解释：①患者现在病情恶化，继续妊娠会导致病情加重，会危及产妇及胎儿生命；②现在胎儿已经完成促肺成熟治疗，出生后会有儿科大夫到场抢救并转入儿科病房；③即使不进行剖宫产胎儿也可能会早产；④终止妊娠后，医生会继续观察患者病情变化和新生儿的情况。患者王某及家属听了医生的耐心解释后，同意进行剖宫产终止妊娠。手术顺利，母子均顺利出院，王某及家属对医生表示感谢。

讨论：1. 阅读上述案例，你有何感悟？
　　　2. 什么是医患沟通？医患沟通的意义是什么？

第一节　医患沟通概述

一、沟通概述

（一）沟通的含义

沟通是人们交换和分享信息、观点的过程，它是一种互动的双向交流过程，其目的是取得人与人之间的相互理解和相互信任。沟通是建立人际关系的基础，也是改善和发展人际关系的重要手段。有效的沟通是工作和人际关系取得成功的关键。

（二）沟通的内容及其分类

1. 沟通的内容　沟通的内容主要包括信息和观点两大类。信息是指对某一事物或某一过程的叙

1

述和描绘，是客观的。如患者的主诉、自诉和一些检查的数据等都是信息。观点是指传递者对某一事物、某一过程的看法、态度及情感的概括，是主观的。观点是经过传递者主观加工的内容。如医生根据患者的症状和已经做过的检查数据，做出的诊断结论、治疗方案，即医生的观点；又如，患者对治疗的态度是接受还是拒绝，也是主观的因素，即患者的观点。

2. 沟通的分类

（1）信息类沟通与非信息类沟通：沟通根据内容可分为两类，即信息类沟通与非信息类沟通，两者各有其特点。

1）信息类沟通：信息类沟通都是客观的、真实的内容，而不是编造的虚假内容，因此要求准确、清楚、真实。信息的传送基本上是一次性的，不需要多次的重复。如患者对医生说："我头痛。"即患者的主诉，这是客观的信息，确实头痛，患者应尽可能将疼痛的部位、程度、性质、特点及诱因等全部说清楚，医生明白了便完成了一次沟通。医生则根据患者的症状和已做过的检查数据，再加上其临床的经验，做出一种判断，即医生的诊断。此类沟通要求"定位准确"，即医生的诊断是有正确依据的，是"确诊无误"的。

2）非信息类沟通：非信息类沟通的内容主要是指思想、情感和观点等。此类沟通传递着人们的情绪和感受，是要对方理解、相信并接受其观点，因此需要与对方进行多次或反复的沟通。此类沟通根据实际情况的需要，可用多种方式从各个方面不厌其烦地加以说明。如医生根据患者的症状和检测数据做出的正确诊断和治疗方案，需要不厌其烦地用多种方式反复说明，可以用语言说明，也可以用图片演示等其他方式说明。

（2）语言沟通与非语言沟通：沟通根据方式和技巧可分为语言沟通与非语言沟通。运用语词作为载体所进行的沟通称为语言沟通，主要包括口头沟通和书面沟通等。其特点是选用的语词信号是发送者与接收者都能准确理解的沟通。例如，医生只使用医学专业术语与患者交谈，就容易造成沟通不良。运用目光、表情、语气、动作和空间距离等作为载体所进行的人际沟通称为非语言沟通。一般来说，人只靠语言来沟通是不够的，必须依赖整个人来沟通，包括声音、语调、表情及动作的配合。一方面直接从语言的内容上领会沟通的信息，另一方面也从语言的辅助形式（如表情、动作等）中领会沟通的信息，同时还可跨越语言不通的障碍，所以非语言沟通往往比语言信息更富有表现力、吸引力和感染力。研究发现，影响面对面沟通效果的三大因素中，肢体语言占55%，语气、语调占38%，语言内容仅占7%。因此，在语言沟通时，既要注意选择语言，又要注意自己的面部表情、体态表情和语言表情，即适当配有肢体语言，这才是沟通的整体表现，会达到更好的沟通效果。例如，医生在门诊与患者交流时，面带微笑，同时给予患者亲切的目光和轻柔的触摸检查，会让患者感受到医生的关怀，增强患者对医生的信赖，有利于沟通的顺利进行（图1-1）。

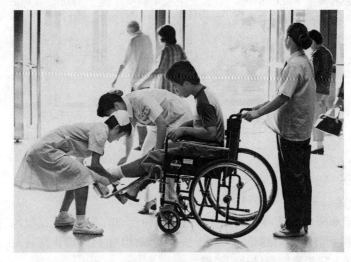

图1-1 医务工作者对患者细致的照护

二、医患沟通与医患沟通学的含义

（一）医患沟通的含义及特点

1. **医患沟通的含义** 医患沟通是指医务工作者与患者之间的人际沟通。沟通的目的是医患双方建立共识，形成合力，在和谐的关系中形成战胜病魔的巨大力量。医患关系是医患沟通的基础，而医患沟通的质量又反过来影响医患关系的好坏。

"医"和"患"都有狭义和广义的区分，因此，医患沟通也有狭义和广义的内涵。狭义的医患沟通是指医疗机构中的医务工作者在诊疗过程中，与患者及家属围绕伤病、诊疗、健康及相关因素，主要以诊疗服务的方式进行的沟通交流，是医疗机构综合服务实践中十分重要的基础环节，是医患沟通的主要构成。广义的医患沟通是指各类医务工作者、医学教育工作者、卫生管理人员及医疗卫生机构，主要围绕医疗卫生和健康服务的法律法规、政策制度、道德与规范、医疗技术与服务标准、医学人才培养等方面，以非诊疗服务的各种方式与社会各界进行的沟通交流，如制定新的医疗卫生政策、修订医疗技术与服务标准、公开处理个案、改革卫生人才培养模式、健康教育等。广义的医患沟通产生的社会效益和现实意义是巨大的，它不仅有利于医患双方的信任合作及关系融洽，更重要的是能推动医学发展和社会进步。

医患沟通的内容主要包括思想情感的沟通和医疗信息的沟通等，是医务工作者在对患者健康照护过程中使用的重要交流方式，它贯穿于整个医疗活动的全过程。良好的医患沟通对于提高诊疗技术与人文服务水平，建立和谐医患关系，促进医患双方的身心健康，推进医学事业与社会文明的进步和发展均具有重要的意义。

图片：医患关系的含义与性质

2. **医患沟通的本质** 医生"有时去治愈，常常去帮助，总是去安慰"。在医疗实践中，我们可以用超声检查患者的脏器，却不能看到患者的焦虑；我们可以用血液检查探测疾病的转归，却不能以此发现患者因疾病而对生活产生的顾虑。如此，我们可以得出这样的结论：医患沟通的本质是医患双方经过密切交流后，以患者为中心、以医方为主导，在医学上产生共识，在心理、情感上产生的相容和共鸣，是医学与人文相结合的行为。医患沟通的最大障碍是医学的科学精神与人文精神的分离，这是医患沟通缺失的本质原因。医患沟通最重要的价值是体现一种人文关怀。因此，实现真正的医患沟通，达到医患的和谐与理解，我们必须大力提倡人文精神和人文关怀，让医学的科学精神与人文精神融合，在医疗实践中做到真正的"以人为本"。所以说，医患沟通有一定的技巧性，但不可单纯定性为技巧，它是生物医学与多门人文社会学科综合而成的一门学问，是医学、伦理、心理、人文关怀及法规等联合应用的一门艺术，需要从思想观念、知识结构、机制制度、人文关怀及伦理法规上整体构建和实施。对医务工作者来说，具有救死扶伤、关心、关爱、关注患者的职业精神和职业素养，具备心理、伦理、人文关怀、法学等人文社会科学知识，树立医疗对象首先是"人"，其次才是"病"的现代医学模式，是掌握医患沟通技巧的前提条件。

3. **医患沟通的特点**

（1）沟通双方地位不对等：在医患沟通中，医务工作者始终处于主导地位，起着主导的作用。由于患者对医学知识了解的相对局限性，患者就医时，医务工作者如何对自己的症状做出诊断、诊断是否正确、如何对自己进行治疗、为什么要有这样的治疗，对于这一切，既毫无所知，又非常想知道，因而对医患沟通有很高的期待。更有甚者，患者对自己的症状说不清楚，需要医务工作者帮助他们说清楚。因此，医务工作者在与患者进行语言沟通时不仅自己要对患者说清楚、讲明白，还要帮助患者听明白、说清楚、说明白。这样的医患沟通才是有效的沟通，才能建立和谐的医患关系。这就要求医务工作者在医患沟通中认识到自己所处的主导地位，需要有正确的态度、认真的考虑、仔细的研究，以便发挥主导作用。

（2）容易出现沟通障碍：医患沟通主要是围绕对疾病的诊断和治疗来进行的，沟通的内容多半涉及医学理论和医学知识。由于多数患者对医学理论和医学知识的缺乏，因此，医患之间的沟通与一般的人际沟通相比更困难，更容易出现沟通障碍。

（3）多渠道性：医患沟通一般以面对面交谈为主，包括言语性交谈和非言语性交谈，也可通过非面对面交谈，如电话、书信、电子邮件、在线聊天工具等方法。

笔记

（二）医患沟通学的含义、研究对象及任务

1. 医患沟通学的含义　医患沟通学是在医学和人文、社会科学的基本理论和原理指导下,研究医患之间如何互相理解、信任并合作,共同克服疾病,维护身心健康的一门学科。其理论知识来自两大方面:一方面为生物医学、临床医学等医学相关学科;另一方面为人文社会科学,包括心理学、伦理学、法学等。因而,它具有自然科学和社会科学双重属性,是综合医学科学和人文社会学的一门综合性学科。医患沟通学确立了人本位医疗的概念,将"关爱患者、尊重患者、理解患者、高度关注患者"作为一条贯穿学科的主线,从政治、经济、人性、伦理、法律、医学、心理、社会等多学科的视角,科学地分析众多复杂的现象与关系,提出了解决医患矛盾的根本路径——医患沟通,同时也把医学人文教育聚焦到医患沟通,跨学科综合性地探究现代医学与现代医患关系的客观实际和变化规律。

2. 医患沟通学的研究对象和任务　医患沟通学的研究对象是医务工作者、患者及相关因素。其主要研究任务是在现代医学模式与医疗改革形势下,医患沟通在医疗实践和医学发展中的地位与作用;医患关系、医患沟通理论基础以及医患沟通的一般规律、方法和技巧;研究如何将心理和社会因素转化为积极有效的手段与方法,推进医学的进一步发展。医患沟通学很好地向医学中充填了人文和社会科学要素,丰富了医学的科学内涵,是探究实施现代医学模式的一门新的应用型学科。

三、医患沟通的宗旨与理念

随着我国医疗规模迅速扩张,医患纠纷也时有发生,这一现象值得医务工作者和医学教育者深思,也说明医务人员在重视医患沟通方法的同时,也应理解医患沟通的宗旨和理念。

（一）医患沟通的宗旨

医患沟通旨在树立一种精神,这种精神可以综合体现出医务工作者的人文主义情怀,包括高尚的医德、良好的心理素质、高水平的文化素养、健全的法制观念和综合管理能力,也可以体现其积极为医患建立共识并分享利益所作出的努力,从而实施医学模式的渐变与转型。同时,医患沟通也旨在帮助患者和社会人群了解最基本的医学知识并树立健康意识,义不容辞地承担起医务工作者促进大众身心健康和社会文明进步的责任。

（二）医患沟通的理念

1. 医患沟通是维系医务工作者与患者乃至社会群体之间关系的重要纽带,是医疗体系实践过程中的行为准则,是医疗卫生服务过程中的重要环节,是医学与人文相互融合的综合体现。通过医患沟通,能够提高诊疗技术与人文服务水平,能够取得患者和社会的理解与合作,能够促进医学事业与社会文明同步发展。

2. 医务工作者是医患关系中的主导,在进行医疗护理工作时,应该以患者为中心,践行救死扶伤的人道主义职业宗旨,充分发挥医疗行业的主导作用,全面开展医患沟通,积极化解医患矛盾,全面落实生物 - 心理 - 社会医学模式,取得患者的理解和信任。

3. 医患沟通的实质是人与人的沟通。医者和患者的角色也并非绝对,医者不能保证不患病,患者患病能懂得很多医学知识和原理。因此人人皆患者,人人皆医者。医者维护人的生命健康;患者则是医学和医者最好的合作者,共同促进医学的发展。

4. 医患沟通是解决医患矛盾的根本途径。经济发展与社会转型引发的利益调整与新旧医学模式的碰撞,直接导致了医患矛盾甚至纠纷。但在更深层次上,实质是医患双方因对自身角色认识不全面,导致在医疗保障、法律法规、人文环境和医院管理建设上存在问题。

5. 医患沟通是一门综合性学科,一方面要涉及生物医学、临床医学等医学相关内容,又要涉及心理学、社会学、法律学、伦理学等人文内容。医患沟通不仅是在生物医学层面上的沟通,更多的是在心理、伦理、法律、经济、社会、人文关怀等层面上的沟通。因此医患沟通有一定的技巧,也是一门艺术,更是一种人文关怀,要从多个角度综合把握。

四、国内医患沟通现状

（一）国内医患沟通取得的成效

我国现阶段正处于医疗改革的关键时期,随着经济的增长和人们对医疗服务机构的要求不断提

高,我国医疗卫生机构越来越重视医患沟通,并取得了一定成效。

2000年,重庆医科大学附属儿童医院开始推行以"患者选医生"为基础的医患沟通制度,从而保证患者从入院到出院的全过程中均能享受到医疗服务人员对其的尊重、理解和人文关怀,进而促进了和谐医患关系的建立。医院根据患者的心理需要,确立了医务人员与患者沟通的相关内容,并将其纳入医院质量管理的评价体系,与医务人员的绩效直接挂钩。这样的做法使医务人员能够积极主动地与患者交流,化解了许多可能发生的医患矛盾,使医患纠纷和投诉情况明显减少,使医院持续稳定发展。

2002年,国家卫生部在全国医患沟通经验交流大会上,着重介绍了重庆医科大学附属儿童医院处理医患关系的举措和经验,并决定在全国范围内推行医患沟通制度。至此,很多医院也逐渐开始实施医患沟通监督机制,从而保证医患沟通渠道的充分畅通。

2005年,国家卫生部开展了以"以病人为中心,以提高医疗服务质量"为主题的医院管理年活动。在活动中,颁布了《医院管理评价指南(试行)》,其中明确要求三级医院"建立并落实医患沟通制度"。随着《医院管理评价指南(试行)》的颁布,许多医院都逐渐形成了医患沟通制度,在沟通时间、沟通内容、沟通方式等问题上做出了明确规定,包含了院前沟通、入院时沟通、入院初期沟通、住院期间沟通、出院时沟通、出院后访视沟通等环节,贯穿了患者从入院到出院的全过程;沟通内容包括了诊断方案的建立、医疗护理过程的开展、患者状态的评估等,有效提高了医疗服务质量,在防范与化解医疗纠纷中也起到了积极的促进作用。

(二)国内医患沟通存在的主要问题

我国通过建立医患沟通制度取得了一定成效,但是在实际工作中仍存在一定问题。

1. 医务人员对于医患沟通重要性认识不足　目前,我国仍有部分医务人员没有意识到医患沟通质量对于提高医院服务质量的影响,习惯于传统的以医生为主导的主动 - 被动型医患关系模式,开展医疗服务过程中信息不对称,居高临下,缺乏服务意识,不注重倾听患者的诉说和提问,没有考虑影响患者的心理因素,导致患者的疾病治疗过程受到影响。

2. 部分医务人员人文素养缺失,沟通技巧缺乏　医学是一门综合性学科,医务工作者在具备精湛的医学技艺的同时还要具备一颗仁爱之心。然而,某些医务人员缺乏人文精神,对患者没有同情心,缺乏关怀与关爱,在医患沟通中不能设身处地为患者着想,不能根据患者的表情和语言判断患者的心理感受,无法运用不同的语言或非语言沟通技巧使患者获得精神上的慰藉,从而影响了医患沟通的效果。

3. 医患沟通内容多为技术性沟通,缺乏非技术性沟通　医患双方对沟通内容存在认知偏差,医务人员更注重技术性沟通,认为通过技术性沟通能够直观有效获取患者的疾病信息,从而有利于医疗服务的开展。然而,患者更希望医生能够在沟通过程中增加非技术性沟通即情感上的交流与互动,如患者因疾病折磨而感到痛苦、紧张、焦虑时,希望医生能够给予相应的安慰。医患双方这种认知偏差经常导致医患关系紧张,医患矛盾产生。

第二节　医患沟通在医学教育和临床实践中的意义

一、医患沟通在医学教育中的意义

(一)加强人文素养教育,有助于形成我国医学人才培养的新模式

早在多年前,世界卫生组织(WHO)就对医疗的定义做了明确的界定:挽救生命、治愈疾病、延长寿命、提高生存质量,从而使个人效用最大化的医学服务或措施。该定义不仅蕴含救死扶伤,还强调医疗应该满足患者在情感、心理、功能等方面的需求。由此,我们可以清醒地认识到医学的本质:精心有效地治疗和关爱患者。它反映的正是医疗的内在规律。这就要求医学教育工作者和医务工作者都必须清楚认识到,患者并不仅仅是一个患病的生物体,医疗不是仅仅需要仪器、药物和手术刀,充分的人文关怀与精湛的诊疗技术在临床实践中相辅相成,缺一不可。并且,在医疗服务全过程中人文性为第一重要,一旦失去了医学的人文性,实际就已经抛弃了医学的本质属性。人文科学教育的目的

主要是提高医学生人文素养,引导医学生如何做人,包括如何处理人与自然、人与社会、人与人的关系,以及自身的理智、情感、意志等方面的问题,最终使医学生形成高尚的道德情操、高品位的人格修养以及创造性思维能力和多维知识视野。因此,要提高医学生医患沟通能力,首先需要加强与医师职业有关的人文科学、社会科学及相关的法律法规教育。

自新中国成立以来,我国的高等医学教育主要借鉴了前苏联医学教育的模式,这种模式过分强化专业意识和专业教育,而职业道德和人文素养教育薄弱。在医学教育课程体系中,知识、技术方面的课程占了很大比例,而人文社会医学等通识课程教育几乎缺失,很容易在医学生中形成技术至上的错误认知。学生进入医学院校以后,往往局限于繁重的医学专业知识以及相关的自然科学知识、计算机和英语等课程的学习,几乎没有系统地接受过伦理学、心理学、法学、社会学等人文知识的教育和实践。很多医学院校将伦理学、心理学、法学、社会学等学科作为选修课而被忽略,即使开设,学时也较少,内容简单,可操作性不强,学生略知一二,很难起到实际的指导作用。这种培养模式导致的结果是:学生毕业进入工作岗位后低估社会、心理、环境等因素在医疗中的作用,在医疗服务中,不善于与患者沟通,更不善于把自己心中的同情和关爱传送给患者,成为只关心"是什么病"而不关心"是什么人得了病"的"生物医生"。因此,在我国的医学教育中,增加医学人文方面的课程,已经成为医学界、教育界的共识。

(二)提高医学生的人际沟通能力,有助于培养合格的医疗卫生人才

1989年,世界医学教育联合会《福岗宣言》指出:"所有医生必须学会交流和处理人际关系的技能。缺少同情应该看作与技术不够一样,是无能力的表现"。1999年,国际医学教育专门委员会公布了《全球医学教育最低基本要求》,其中"沟通技能"是7项最低基本要求之一。由此可见,当今国内外医学教育界都非常重视培养医学生的医患沟通能力,这也充分说明了医患沟通在医学中的重要地位。作为未来的医生,医患沟通能力是必备的条件。医患沟通教育是指运用各种教学方法,引导医学生树立起医患沟通理念,提高医患沟通能力。它在知识结构上更有效地将众多理论性的人文课程有机整合,把心理和社会因素转化为积极的手段和方法,以提高诊疗技术和人文服务水平,达到维护健康、促进医学发展的目的。因此,医患沟通教育是现代高等医学教育的重要有机组成部分,为培养合格的医疗卫生人才提供了一条重要途径。

目前我国一些医学院校尚未系统开设医患沟通课程,即使开设医患沟通课程,讲授内容也十分有限。此外,医患沟通课程的教学模式也存在很多问题,缺乏理论教育与实践能力的转化训练,缺乏对学生社会实践能力特别是医患沟通技能的培养。因此,医学生对医患沟通、医患关系的重要性认识不足,在实习中仅按部就班地执行老师交给的任务或满足于基本操作的锻炼,不与患者交流或交流很少,使患者缺乏被关注、被关爱的感觉,这样容易引起患者误解,从而诱发医患双方产生对立情绪,进而引发医疗纠纷。

有鉴于此,为了培养具有人文精神的合格的医疗卫生人才,医学院校必须树立医学生是构建和谐医患关系重要组成部分的观念,加强高素质的临床教师队伍的建设,提高医患沟通、医学人文、医疗法律法规等通识课程在医学教育总课程中的比例,积极探索通识教育模式改革,将通识课程理论教育转化为医学生的人文素养,切实提高医学生的医患沟通能力。

(三)促进医学考试改革,丰富医学继续教育内涵

近年来,医学界和医学教育界的很多有识之士在医师资格考试改革的探索已达成共识,认为应该改变目前这种单纯的知识记忆和技能操作的考核方式,要综合考核医学生的知识、技术和态度,并应该把医患沟通能力考核列入执业医师考试范围。认为今后的医师资格考试应该包括以下三个方面:①关爱精神、沟通能力、医学伦理;②医学基础、临床知识、理论与应用;③临床基本技能。由此可见,医患沟通促进了医学考试改革。

医学的性质和特点决定了医学教育必须是终身性的教育,一方面,医学院校要引导医学生养成终身学习的习惯;另一方面,在医疗岗位上开展继续医学教育并制度化,是医务工作者终身教育的基本保证。但目前继续医学教育的内容仅限于医疗业务范围,缺乏人文类的教育内容。国内各级医疗单位均在疾呼医患沟通是缓解医疗纠纷的重要环节,然而如何提高医务工作者的沟通技巧、沟通水平,尚未成为各医疗单位对职工继续教育的重要议程。医患沟通涵盖了医学与人文的综合应用知识和技

能，必将成为继续医学教育的新目标，使广大医务工作者不断提高职业素养，增强服务意识，强化法制观念，培养良好的医德医风及良好的医患沟通能力，以适应现代医学的不断发展。

二、医患沟通在临床实践中的意义

（一）医患沟通有利于提高疾病的诊断率和治疗的成功率

希波克拉底曾有一句名言："世界上有两种东西能治病，一是药物，二是语言。"可见沟通技巧在疾病诊疗中具有举足轻重的地位。首先，良好的沟通是采集病史、完善诊断的重要手段。这里的沟通是以询问病史和体格检查为主，沟通越多，获得的信息就越全面，诊断正确率就越高。例如，在病史的收集上，优秀的医生因尊重、体贴和关爱患者，并能积极主动地与患者多沟通，得到患者的信任，在互信、互动中，患者才能把自己的患病信息全面、准确地告知医生，医生才能全面、准确地收集各种患病信息，做出正确的分析与判断，进而提出正确的治疗方案。特别是急诊患者，良好的沟通可以大大缩短病史资料的采集过程，从而为抢救患者争取时间。其次，在治疗过程中，医生提出的治疗方案，也必须与患者包括其家属进行良好的沟通，换取他们的理解、配合与协助，才能取得良好的治疗效果。具有良好沟通技巧的医生还可以提高患者对医嘱的依从性，从而提高治疗成功率。可见，有效沟通是提高疾病的诊断率与治疗成功率的重要保证。

（二）医患沟通有利于维护患者的利益

20世纪70年代以后建立起来的一种全新的医学模式，即生物 - 心理 - 社会医学模式，从更高层次上实现了对人的尊重。同时，患者的权利和法律意识逐渐增强，他们日益重视自己的就医权利，如隐私权、知情权、治疗方案同意权等。时代要求医务工作者必须把这一认识带到临床医疗实践中去，要由传统的以"病"为中心转向以"人"为中心。因此，医务工作者除了关注患者的疾病情况，还需同时关注患者的社会背景和心理特征，摒弃以前"看病不看人"的习惯。在医疗工作中，医务工作者应当尊重患者的人格，维护患者的根本利益，还应具有爱心、责任心和同情心，让患者真正感觉到"春风般的温暖"。此外，医务工作者还必须懂得心理学、社会学等相关人文科学知识，真正从心理和社会的角度去理解患者、诊治患者，让患者感受到人性的关怀及专业的服务，提高患者的满意率。

（三）医患沟通有利于密切医患关系

随着改革开放和经济发展，患者对医疗服务的需求日益增长，重学科轻人文，专业能力与人文精神分离的弊端日益凸显。有调研显示，在当前的医疗纠纷中，因技术原因引起的不到20%，其他80%均缘于服务态度、语言沟通和医德医风问题。而医患沟通可以增进医患间的信任，改善医患关系，减少医患纠纷，保证医患双方的利益，是增进医院的综合竞争力的举措。通过医患沟通，医务工作者向患者传送关爱、同情和帮助；通过医患沟通，医务工作者能启迪和调动患者的抗病意志，激活患者自身的抗病机制，使医患共同协力去战胜疾病；通过医患沟通，医务工作者还能切实地体验到自己的崇高价值。由此可见，医患沟通在建立和谐医患关系中发挥着不可替代的重要作用。

 对话技巧评析

医生："李大叔，今天要用消炎药，但是您的住院费用不多了，如果不交会影响到正常治疗。您什么时候去交钱呢？我可等着米下锅呢。"

老李配合地说："哦，好吧，我这就去交。"

评析：

患者对于催交住院费这类问题比较敏感，如果语气生硬，容易引起反感。但如果在语气、语调、语言内容上下点功夫，效果就更好。该对话中医生话能够以患者为出发点，幽默地化解催款的尴尬，患者便能理解和配合。

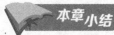

本章小结

　　沟通是人们交换和分享信息、观点的过程，它是一种互动的双向交流过程，目的是取得人与人之间的相互理解和相互信任。

　　医患沟通是指医务工作者与患者之间的人际沟通，沟通的目的是要建立共识，形成合力，在和谐的关系中形成战胜病魔的巨大力量。医患关系是医患沟通的基础。医患沟通学是在医学和人文、社会科学的基本理论和原理指导下，研究医患之间如何互相理解、信任并合作，共同克服疾病，维护身心健康的一门学科。它具有自然科学和社会科学双重性质，是一门综合性学科。

　　医患沟通在医学教育中有助于形成我国医学人才培养的新模式、有助于培养合格的医疗卫生人才、有助于促进医学考试改革，丰富医学继续教育内涵。在临床实践中医患沟通有利于提高疾病的诊断率和治疗的成功率，有利于维护患者的利益，有利于密切医患关系。

（刘琬一）

扫一扫，测一测

思考题

1. 请说出医患沟通和医患沟通学的含义。
2. 医患沟通的本质是什么？
3. 医患沟通在医学教育和临床实践中的意义是什么？

学习目标

1. 掌握：患者的心理需要及心理特征；医患关系的道德规范和伦理原则。
2. 熟悉：医务人员的心理特征及医疗机构的需要。
3. 了解：患者家属的心理反应；伦理、道德的概念。
4. 能够运用心理学知识分析患者的心理反应，能够运用伦理学理论评析医患纠纷和医疗事故。
5. 牢固树立医学伦理观念，努力提高医学道德品质。

人不仅是一个单纯的有机生物体，更是一个有思想、有情感、从事劳动、承担社会活动的社会成员。人的身体与心理的健康与疾病，不仅与自身的躯体因素有关，也与其心理活动和社会因素密切相关。在医疗卫生实践中和医学科学发展中，应该充分考虑影响人健康的心理因素，同时也应该充分认识人与人之间、医学与社会之间的伦理道德关系，从而解决科技与人性需求的冲突。

第一节　患方心理

一、患者的需要

人患病以后，其工作、生活规律全被打乱，甚至受到严重破坏。这时候患者的焦点完全集中到自身健康上，心理活动更倾向于自身与疾病。他们的需要也发生很大的变化，主要涉及疾病本身及社会、心理、文化等多个方面。

（一）患者角色

社会角色是个体根据其社会地位所赋予的特定社会期望要求，在与他人的交际过程中所表现出的特定的交际行为模式。

人患病以后就进入患者角色，又称患者身份，是医疗过程中的一种社会角色，一旦身份确定，患者相应的权利和义务就从正常的社会人群中脱离出来。尽管所在的职业、地位、信仰、文化程度、生活习惯等有所不同，所患疾病也各不相同，但患者角色的特征和表现基本相同。

（二）患者角色的基本特征

1. 社会角色退化　个体患病后，原有的社会角色部分或全部被患者角色所替代。原来承担的社会与家庭的义务被减少或免除，需要休息并接受治疗。这时的患者角色已占据个体在社会中的主导，取代了其他一切社会角色。

2. 求助愿望强烈　无论原来的角色自身能力多么强大，个体一旦处于患病状态，都会表现出强烈的求医行为，希望尽早摆脱疾病的痛苦，驱除病患，迫切恳请得到他人的帮助，恢复健康。

3．自控能力下降　个体患病后，由于自身的感觉反应不同，大多数患者会出现身心失衡、情绪多变的现象，进而表现出过度依赖、意志力减弱、适应困难，从而导致自我调节、自我控制能力下降。

4．康复愿望强烈　几乎所有患者都不愿意面对疾病给自己带来的痛苦，渴望尽快恢复健康，承担原来的社会责任。所以表现为积极主动地接受治疗和护理，争取早日康复。

5．医患合作加强　个体患病后，由于角色的改变和求助愿望的迫切，使得患者想尽快恢复原有的角色，表现出积极地与医务人员、亲友和其他患者合作，争取早日痊愈。

（三）患者角色适应偏差

患者在治疗和康复的过程中都会慢慢适应这种患者角色。但在现实生活中，由于患者所处的社会背景不同，部分患者表现出由原来的角色进入患者角色的过程发生困难，出现适应偏差。患者角色适应偏差主要体现在以下几个方面：

1．角色冲突　患者在角色转换过程中，不愿意或不能放弃原有的社会角色，从而与病前的各种社会角色发生心理冲突而导致行为的不协调。产生角色冲突的原因有很多，有的因工作忙不安心治疗，有的因不能放弃承担家庭责任而影响治疗。患者表现出焦虑不安、烦躁、愤怒、茫然和悲伤。这种情况多见于承担社会责任和家庭责任较多而且责任心和事业心较强的人。

2．角色强化　指个体患病后出现心理反应过度的角色行为表现，主要表现在对自身所患疾病过分关心，过度依赖医院环境，期望继续享有患者角色所获得的利益。由于依赖性增强和自信心减弱，患者对自己的能力表示怀疑，对承担原来的社会角色恐慌不安，对自己病情的判断超过实际情况，常常出现"小病大养"的现象。

3．角色消退　因为有其他角色冲击患者角色，使患者过早地走出患者角色，重新进入社会角色，从事了现阶段不应承担的活动。已进入角色的患者，由于更强烈的情感需要，不顾病情而从事力所不及的活动，表现出对伤、病的考虑不充分或不够重视，从而影响疾病的治疗。

4．角色缺如　否认自己有病，不能进入患者角色。虽然医生诊断患有疾病，但本人否认，拒绝就医，常常勉强承担社会角色，导致工作、生活和学习效率的降低，出现贻误治疗、病情加重甚至出现危险情况。

（四）患者的心理需要

1．康复的需要　人患病后往往表现出寝食难安、情绪不稳定、心理压力过大等。此时，患者迫切需要尽早恢复正常的身心功能，摆脱疾病的痛苦，康复就成了患者的第一需要。这时患者希望医护人员采取更好的手段、正确的方法，全心全意地救治自己。

2．安全的需要　人患病后，疾病和损伤直接威胁到患者生命的安全，面临诸多影响自身安全的因素，如交叉感染、检查、药物治疗、手术意外等。这时，医务人员的任何言行都会触动患者内心对安全的焦虑，积极的言行可以使患者及家属配合与支持，有利于患者的治疗和康复；消极的言行使患者及家属产生抵触情绪，自我保护心理增强，不利于疾病的康复。

3．尊重的需要　患者角色发生转变后，原有的社会角色随之丧失或减弱，经常处于被帮助和被支配的地位。他们在心理、身体上，尤其是社会印象方面，迫切希望被认识、被尊重。他们既需要来自亲朋好友的尊重，也需要来自医务人员的尊重，后者的意义更大。因为他们不仅希望获得医务人员的关注，得到较好的医疗待遇，而且更希望建立良好的医患关系。

4．爱和归属的需要　患者的伤痛往往伴随着心理的脆弱或异常，从原来的角色进入一个陌生的环境，非常强烈地渴望找到归属感。患者面临的是与医务人员和病友的相互交流，希望获得同情、体贴和关心，渴望得到医务人员和病友的认同，建立和谐的人际关系，以便更好地诊治伤病。所以，医务人员的言行就显得尤为重要，直接关系着患者的治疗效果（图2-1）。

5．信息的需要　患者及家属都特别想了解病情的发生、发展和痊愈过程，包括诊断结果、治疗方案和治疗预后等，对病情表现出担忧、紧张和焦虑。患者及家属对于医院的规章制度、医疗水平、产生的费用也特别关注。这些信息对患者及家属特别重要，这不仅有利于医疗工作的开展，而且也将大大减少医疗纠纷。

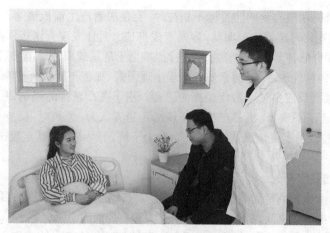

图 2-1 医生真诚地关心患者

6. 自我成就的需要 人患病后，尤其是意外事故致残或受到严重疾病打击时，自信心和自我成就感就会严重下降，主要表现在表达个人个性和个人发展方面力不从心，自我成就感明显受挫，有的患者甚至一蹶不振。此时，患者需要医务人员、患者家属及社会各方面的帮助和鼓励，增强战胜疾病的信心，提高战胜疾病的勇气。

视频：马斯洛的需要层次论

二、患者的心理特征

个体患病后，不仅机体的生理功能发生改变，心理也受到严重冲击，这些变化对个体的认知、情绪情感、意志等心理活动产生重大影响，导致患者出现一系列与健康人不同的心理特征。

（一）认知方面的变化

认知活动异常是许多疾病本身出现的特异性症状，有些患者患病后，认知功能发生明显的改变，其主要表现为感知觉异常。患者患病后，长期受到病痛的折磨，其注意力由外部转移到躯体和患病部位，感知觉的指向、选择范围都相应地发生了变化。

1. 躯体感受性提高 由于过分注意躯体的变化，患者感觉异常敏感，不仅表现出对外界正常的声、光、温度等刺激十分敏感，而且对自己的心跳、胃肠蠕动都出现一些奇特的不适感，并伴有烦躁不安、激动等情绪反应。例如，一些患者对身体姿势与位置异常敏感，一会儿觉得被子沉，一会儿埋怨床单不平整，不时翻身难以入眠等。

2. 躯体感受性降低 有的患者对痛、温觉刺激感受性降低，如长期卧床患者因感受性降低而产生压疮；也有的患者对饮食的色、香、味感觉迟钝，吃饭如同嚼蜡。

3. 时空知觉异常 久病卧床的患者会感觉到空间知觉异常，感觉时间过得慢。有的患者甚至感觉到病床摇晃，天旋地转。

4. 出现幻觉或错觉 常见于截肢患者，患者有时出现幻肢痛，出现患肢有蚁走感等。比如有的患者声称自己看到别人看不到的东西等现象。

视频：感觉和知觉

（二）情绪反应

患病后最常见的情绪特征是心境不佳、情感脆弱、情绪不稳定，易激惹，易受消极语言的诱导和暗示。临床上常见的情绪反应有焦虑、恐惧、抑郁、愤怒等。

1. 焦虑 焦虑是个体面对即将来临的重要事件感受到威胁时产生的紧张不安等负性情绪的情绪体验。焦虑主要表现在等待就诊、检查结果、手术治疗，特别是目睹了危重患者的抢救过程甚至死亡的情景时，焦虑反应比较明显，并伴有躯体症状。适度的焦虑可以提高患者的警觉性，有利于激发个体的潜能和适应不断变化的刺激，对患者是有益的。但长期过度的焦虑会使患者过于敏感，甚至会加重病情，影响治疗效果，对患者的身心健康不利。

2. 恐惧 患者的恐惧主要表现在对诊断结果、治疗方法和效果的怀疑，担心误诊、药物的副作用、手术后遗症等。在医疗过程中，由于医院特殊的环境，有一定危险的检查、手术，预后不良和威胁生命的疾病等，都可能引起患者的恐惧，在临床上儿童和手术患者表现出的恐惧最为常见。

笔记

3. 抑郁　当患者的期望与预期的目标不相符时,会使患者产生消极情绪,尤其是在家庭、工作、生活和经济收入出现变化时感觉比较明显,容易产生抑郁。具体表现为消极压抑、郁郁寡欢、心境低落、悲观失望、自我评价低甚至出现自杀行为。抑郁多见于危重或严重功能和脏器丧失的患者,病情逐渐加重或反复发作的慢性患者,易感素质和病理生理因素(如更年期综合征等)的患者等。

4. 愤怒　这种情绪反应多见于治疗受挫的患者。由于医疗条件的限制,医护人员的服务态度、技术水平不一,疾病迁延不愈等,极易产生愤怒情绪。患者认为,患病对自己不公平,同时病痛的折磨导致生活不能自理,极易产生烦躁情绪,从而自制力下降,行为失控,甚至攻击医务人员,引起医患矛盾,造成医疗纠纷。

（三）意志活动的变化

治疗过程是以患者康复为目的而进行的意志活动。在这个过程中,患者的意志行为会产生变化。临床上常见的有患者主动性降低,依赖性增加,耐受力和自控能力下降。

1. 缺乏主见、敏感多疑　有的患者患病后,变得比较盲从、被动、缺乏信心和主见,甚至接受一些迷信的说法。其内心深处对事物的刺激异常敏感,尤其是慢性病患者表现更加突出,对医生的诊断半信半疑,到处打听自己的病情,疑心诊断出现失误、治疗不当而耽误病情等。

2. 脆弱、易激惹　在治疗过程中,一些药物和疾病引起患者的不适和副作用,给患者带来极大的痛苦和心理压力。由于治疗和康复的需要,要求患者努力的适应、接受和忍受这些不良的反应。有的患者不堪或不能忍受这些痛苦和折磨,变得比较脆弱,极易冲动,一旦遇到困难,就会变得动摇、妥协,对治疗失去信心。

3. 被动依赖、主动性降低　由于患者的耐受性和自控能力下降,表现出被动依赖,主动性明显减弱,渴望得到医护人员和周围人的帮助和关怀,从而产生依赖心理。整天担心别人会远离自己,怕受冷落、鄙视,希望亲人陪伴。行为上也变得幼稚、顺从,还要求别人更多地呵护和关心自己。由于受暗示的诱导,患者生活变得不能自理,意志力明显减退,不能按照医护人员的要求去做,使疗效大打折扣。

（四）人格的改变

由于人格具有稳定的心理特征,一般不容易改变。但在特殊情况下,如慢性迁延性疾病、毁容、截肢和致命疾病等,有可能导致患者的基本观念发生变化,故而引起人格行为上的改变。有的患者感情用事、情绪不稳定、缺乏控制力,不能很好地抑制不良的行为动机。

三、患方家属的心理特征

人一旦患病,作为患者的家属,需要日夜照顾,包括陪伴、调理饮食、安慰患者等。患者发病之初,需要帮助患者四处求医,进行多方联系,面临选择医院、医生、办理住院手续及缴纳费用等一系列的问题。因此,患者家属消耗了大量的精力和体力,精神上亦常常受到种种不良因素的刺激,表现出种种不良的心理反应。

（一）紧张、焦虑、恐惧

患有严重疾病患者的家属,由于事发突然,使他们没有任何的思想准备。不敢相信自己的亲人得此疾病,表现出惊慌失措、紧张、焦虑、恐惧,甚至有的家属由于亲人突发疾病,变得急躁,性情大变。这种情况多见于患有肿瘤、重症脑外伤的患者和临终患者的家属。

（二）否认、敏感、多疑

患者一旦得病,经过一段时间的治疗,患者的病情没有好转的迹象。这时,患者家属就误认为是医生诊断有误,到处求医问药,反复考证患者病情。病情一旦有变化,家属很容易把病情变化怪罪于医务人员,产生怀疑、抱怨,导致医患关系紧张,产生纠纷。这种情况多见于重症脑外伤患者、临终患者和患儿的家属。

（三）悲观、失望、忧郁

对于长期卧床又不能自理的迁延患者的家属,他们长期处于一种高度紧张状态,体力、精力消耗、高昂的医疗费用、治疗的后遗症等,使他们产生消极的情绪反应,表现为异常悲观、意志消沉。有的患者去世后,家属往往沉浸在悲伤、自责、负罪中,觉得患者患病期间照顾得不好,没能尽到应尽的责任,否则患者还有一线希望,从而产生失落和孤独感。这种情况多见于肿瘤患者和临终患者的家属。

第二节 医 方 心 理

一、医生的心理特征

随着医学模式的转变,医务人员的角色和功能也在不断地延伸和扩大,医生不单单停留在看病治疗,护士也不仅仅打针、送药,而应在医治身体疾患的同时,关注患者的心理和社会需求。这对医务人员提出了更高的要求,不仅需要有扎实的专业知识,而且应具备较强的心理素质。否则,会造成医务人员的情绪变化,从而影响患者的治疗和康复。

(一)医生的心理素质

1. 良好的职业道德 职业道德也就是医德,是每一位医生首先必须具备的。医生不仅要有高度的责任心和博大的仁爱心,而且要有同情心和同理心,以便理解和帮助患者进行治疗和康复。古时就有"医乃仁术""医者仁心"之说,面对社会上形形色色的诱惑,如果没有坚强的信念,没有遵守道德规范的意志,就可能使医生的职业道德偏离正常轨道,有愧于救死扶伤的"白衣战士"的光荣称号。

2. 良好的沟通技巧 语言是医生与患者交流思想、表达感情、传递信息的重要途径。医患沟通不畅或在语言交流中缺乏思想感情的交流,忽视语言交际的艺术性、规范性和科学性,漠视患者语言中传达的信息,都有可能导致医疗服务水平降低、医患关系紧张甚至引发医疗纠纷。医生应该是一个耐心的倾听者、细心的观察者、敏锐的交谈者和有效的治疗者。现代医学模式要求"以病人为中心",从整体出发,不仅要了解病情,而且要了解患者的心理、人格特征、社会因素、个体差异等,与患者建立和谐、相互信任、相互依赖的平等关系,从而达到治病救人的目的。

3. 掌握基本的心理学知识 医生要掌握自身的心理调适和对患者的基本心理分析知识。在遇到困难时,医生要调整好情绪情感,平衡心态,千万不要把不良的情绪带到患者面前,否则,会造成十分严重的后果。一个情绪暴躁的医生,一个忧郁悲观的医生,很难做好本职工作,不利于患者的治疗和康复,更无法得到患者的信任和尊重。医生应该利用心理学的方法和技能,分析患者的个体差异和心理变化规律,从而协助患者尽快从病痛的阴影中走出来,起到用药达不到的效果。

4. 注重服务态度,融入人文关怀 医疗和服务是相互关联的,只有满意的服务才有满意的医疗,一切服务的宗旨就是让患者满意。好的服务态度能给患者好感、舒适感。医生应在平常工作中注重学习伦理道德、文学、历史、哲学和艺术等人文知识,有意识内化和沉淀成相对稳定的内在素养和品质,从而拓展文化背景,丰富想象力,提高精神境界,使之成为一个工作认真、细心、耐心的好医生。

图片:医生压力调查

(二)医生的心理特征

医生的职业决定了医生的情绪在不断地变化,这些变化不单单是患者及家属原因引起的,同时也与社会上各行各业对医生的需求不同有很大的关系。

1. 高风险使得医生容易产生紧张、焦虑 医生从事的是风险性比较高的职业,面对的是各种各样的患者。患者病情千变万化,症状体征明显的患者一般不会对医生产生过大的压力;但有些症状体征不明显的患者,短期内会出现诊断困难,或者出现误诊误治现象;尤其是手术患者,术前诊断和术后诊断会出现一定的误差,容易使医生产生较大的压力,表现为紧张、焦虑。

2. 高负荷工作使医生容易身心疲惫、失眠 临床面临的是一个繁重辛苦、技术性强、责任重大的工作。每一个医生要管理十几个患者,对每个患者的病史要了如指掌。在查房中,医生会不停地倾听、微笑、解释、检查。查完房后开医嘱、写病程记录、写出院记录,这期间患者家属不停地询问病情。除了完成白天工作,夜间还要频繁的加班、出夜间急诊等,这使医生的睡眠时间严重不足,每天处于高度的紧张状态,表现为身心疲惫、失眠。

3. 高要求使医生容易产生悲观甚至抑郁情绪 在治疗的过程中,难免会出现与患者及家属的要求不一致的情况,极易产生医患矛盾。另外,医生之间的相互竞争,如学历教育、职称晋升、国内外进修、评聘等,迫使医生只能选择不断学习新知识、熟练技术。由于担心被淘汰,尽量做到不出或少出差错。医生们知道,在工作中很难不出差错,而工作要求又必须尽量做到不出差错。高要求因素的影响,往往容易产生悲观甚至抑郁的情绪,意志力减退。

笔记

视频:"万婴之母"林巧稚的故事

4. 医疗纠纷容易使医生委屈、沮丧 医院是一个救死扶伤的服务机构,面对的是形形色色的患者,他们的背景不同,在治疗的过程中医患沟通就不同,由于个别患者不理解,就会出现医生被投诉,甚至出现医生被伤害的现象。虽然这只是个别现象,但医生们感到冤屈,容易产生委屈、沮丧心理。

二、护士的心理特征

在医疗卫生工作中,护理工作的好坏将直接影响医疗护理工作的配合,同时影响到患者疾病的转归和医疗服务质量。随着护理事业的迅速发展,护理工作的职能被赋予了更深的内涵,对护士的综合素质也提出了更高的要求。

（一）护士的心理素质

护士的心理素质是指护士从事护理工作的综合能力表现及稳定的心理特征。它是做好护理工作的心理基础,也是主要条件之一。

1. 良好的认知能力 一名优秀的护士应具备的能力主要体现在以下几个方面:

（1）敏锐的观察力:护士应具备敏锐的观察力,及时洞察患者的病情变化,尤其是患者的表情、言语和行为的变化,为医生的准确诊断提供依据,为抢救患者的生命赢得时间。

（2）独立的思维能力:护理工作的对象是不同的患者,每个患者的病情又时刻处在动态的变化之中,护士如果机械地执行医嘱,缺乏独立思维能力,就会在盲目执行中出现差错或事故。现代医学要求护士对患者实施整体护理,考虑问题既要全面又要深思熟虑,包括对患者进行评估,制订护理计划,应用护理程序为患者解决健康问题等。这本身就是一个创造性的工作,护士只有具备独立的思维能力和创造性解决问题的能力,才能适应现代护理的要求。

（3）准确的记忆力:准确的记忆力是顺利完成护理工作的重要条件。护理工作内容繁多,复杂且重要,有很多项目都需要量化,如肌内注射、配药、体温、脉搏、呼吸、血压等,记忆稍有失误就有可能酿成大错。因此,就护士而言,记忆的准确性尤为重要。

（4）稳定的注意力:护理工作头绪多,紧急、意外或突发事件常有发生,这就要求护士要具备稳定集中的注意力,不能被其他无关的信息干扰。要眼观六路,耳听八方,把复杂的工作尽收眼底,做到心中有数,合理分配注意力。尤其是遇到意外情况时,边处置边观察,边交流边思考,做好整体护理。

（5）扎实的专业能力:护士只有具有精湛的专业知识才能提供高质量的服务,整体护理才能得以实施。这就要求护士理论知识牢固,操作技能熟练,做到稳、准、好、快。

2. 愉快而稳定的情绪、情感 护士的情绪情感对患者及家属有直接的感染作用。一方面,护士热情、愉快、和蔼可亲的状态,不仅能调节治疗气氛,而且能改变患者的心境,有利于激发患者的治病信心;另一方面,对护士自身控制好情绪起到调节作用,保持愉快稳定的情绪情感,不至于将个体情绪带到工作中。

3. 掌握沟通技巧,善于与人交往 护士的工作面对的是不同性格特征的患者及其家属,他们的生理和心理需求各不相同,这就要求护士掌握好沟通技巧,对不同的人采取不同的沟通方式。与患者和家属在治疗过程中,护士应善于应用礼貌性的语言、安慰性的语言、治疗性语言、保护性语言等,始终保持良好的沟通。在交流过程中,也可以使用非语言方式沟通,适时的表情、手势、身体姿势等动作,可以起到加强语言的效果。一个护士如果能做到在诊断、治疗方面与患者达成共识的话,将有利于患者的治疗和康复。

4. 良好的人格特征 护士具备良好的人格特征是实施整体护理的重要的心理学基础。一个优秀的护士首先要热爱护理事业,工作一丝不苟,认真负责,富有团队精神;待人接物真诚,通情达理,尊敬别人,自信、自强、自爱,乐观豁达。其次,护士护理患者要做到动作轻柔,耐心,遇事冷静,反应敏锐。

（二）护士的心理特征

1. 工作的紧张、焦虑 护士工作紧张,导致睡眠差,脑力、体力透支,身心疲惫。特别是急诊室、ICU 等特殊科室,患者病情急、危、重,实施抢救多,任务重。加上目前应用的新仪器、新设备、新技术频繁更新,各种各样的考核,需要护士不断地学习。工作压力使护士处于高度紧张和焦虑状态。

2. 特殊工作环境的心理压力 护士每天面对的是不同性格、脾气、学历、经济背景、社会地位的患者及其家属,应对患者的喜、怒、哀、乐等情绪变化,处理各种突发事件。有的护士护理危重的患

笔记

者，虽竭尽全力，也不能全部实现救治患者的愿望，从而产生内疚、失望、沮丧的情绪。

3. 人际冲突产生的委屈、自卑心理　护士每天面对的是不同的患者，处于复杂的人际关系中，医护之间、护护之间、护患之间的冲突，都会对护士产生一定的压力。尤其是与患者及家属之间的冲突最为突出，有的患者及家属的不合理要求得不到满足，便无事生非，无端指责护士，甚至动手伤人。

三、医方的支持需要

医方即医疗机构，指的是综合医院、妇幼保健院、卫生院、疗养院、门诊部、村卫生室、急救中心、临床检验中心、专科疾病防治院、护理院等诊疗机构。医疗机构的需要不仅影响到医学的发展，而且直接影响到患者的治疗和康复。

（一）需要上一级的医疗机构和卫生主管部门的支持和医务人员的配合

1. 需要卫生主管部门和行政管理人员的支持　医疗机构的发展离不开上级卫生部门（包括上一级的医疗机构）的支持和关心，同时需要行政管理人员的决策和执行。不论是机构的建设、医疗机构的硬件和软件的配备，还是涉及医务人员的培训、进修学习、学历教育、职称晋升和评聘等，这些都离不开上级医疗机构和卫生主管部门及管理人员的支持，否则，就成了无源之水，无本之木。

2. 需要全体医务人员的密切配合　医疗机构中的主体是医务人员，他们承担着广大患者的诊疗和康复的任务，他们的一言一行直接影响患者的健康和医院的形象。所以，提高他们的积极性显得至关重要。

3. 需要后勤工作作为保障　一个单位的运转离不开后勤人员的工作。医疗机构的设备、基建、房产、维修的运转和使用，水、电、暖供应问题；加强卫生管理，搞好绿化、美化，做好环保、排污、修缮管理工作；医疗垃圾的处理工作，这些都需要后勤管理人员来实施。只有这样，医疗机构才能正常运转，医务人员才无后顾之忧，全心投入到服务患者当中。

（二）需要患者及家属的尊重和配合

医疗机构和医务人员的社会声誉和影响与患者的口碑有很大关系。医务人员每天面对的是患者及家属，彼此之间的相互信任、真诚合作直接影响患者的治疗和康复。为了工作的顺利进行，医疗机构和医务人员迫切需要患者及家属的尊重和配合，使其不断感受到尊重，体验到成就，提高声誉，进而更加爱岗敬业（图 2-2）。

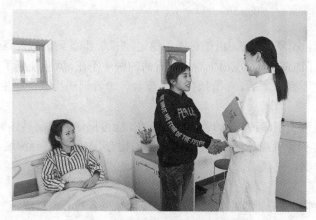

图 2-2　患者及家属向医生表达谢意

（三）需要社会各界的认可和理解

随着现代经济社会的发展，医疗机构及医务人员迫切需要社会各界的认可和理解。医疗不再是一个单独的行为模式，而是与经济、社会、生活的各行各业密切相关。比如医疗机构服务的信息需要大众媒体的传播，基本建设需要政府审批支持，医疗设备的配备需要银行贷款，药品的供应需要医药部门提供等。在当前这种社会医疗市场服务有待进一步完善的现实状态下，医疗机构和医护人员渴望得到社会各界的认可，取得理解和信任。

（四）需要提高诊疗水平

不论是医疗机构还是医务人员，都是以医疗水平作为评价指标，渴望不断提高诊疗水平，积极探索医疗科研，摸索总结科研成果和临床经验。只有过硬扎实的医疗水平，才能更好地为广大患者服务，提高社会满意度。

（五）需要化解矛盾、减少纠纷

医方最大的愿望就是减轻患者痛苦、治愈患者，最不希望的就是与患者家属产生矛盾和纠纷。众所周知，任何人做任何事都不可能完美，医疗服务也不例外。不管是客观原因，还是主观原因，出现医患矛盾和纠纷，均需要医疗机构和医务人员与患者及家属积极沟通，使医者的愿望能有效地实现，最大限度地减少矛盾和纠纷，达到两者满意。

（六）需要赢得良好的信誉，收获效益

医疗机构和医务人员的职责是服务广大的患者，医院信誉愈好，患者就愈多，医疗市场就愈大。

（七）需要完善医疗服务过程

1. 需要更多地收集患者信息　为了更好地诊断疾病，医疗机构和医务人员应尽可能多地收集患者有关疾病的信息，通过分析、研究，最后做出准确的诊断报告，以此提高诊断的准确率，减少误诊率。

2. 需要及时沟通信息　患者的病情千变万化，诊断也是动态的，需要及时地与患者及家属保持沟通，告知病情的发展情况，提倡医患互动，增加患者治疗信息，减少并发症，有利于治疗和康复。

3. 需要完善医患沟通制度和规范　市场经济环境下，服务、价格、义务、权利、效益、诚信、法规、证据、经营管理、新技术、新药物、风险性等复杂因素均对医疗过程产生影响，要处理好这些关系，需要较强的医患沟通观念和沟通能力。要使广大的医务工作者具备这种观念和能力，必须要求医疗机构和医务人员有完善的医患沟通制度和规范程序。做到有章可循，有法可依，严格按程序办事，规避不必要的矛盾和纠纷。

4. 需要面对医患矛盾和纠纷　医疗过程中的风险和种种不确定因素，使医患矛盾和医疗纠纷的产生不可避免。所以医疗机构和医护人员遇到无法回避的矛盾和纠纷时，要敢于面对，积极沟通，利用法律、法规等妥善解决。实践证明，通过医患沟通途径解决矛盾和纠纷，经济成本最低，社会效益最高，医患双方都满意。

案例评析

男性高血压患者，65岁，农民。由于血压不稳定，失眠，准备到医院开点药，顺便了解一下自己的病情。可是，到了医院后，发现原来给自己看病的医生不在，就顺便到了另外的诊室，要求医生帮忙开点药。医生看到患者后，热情地接待了患者。患者把病历放在医生面前，说："大夫，我晚上睡不好觉。"

医生："睡不好觉确实很痛苦，你的首诊医生不在，能再把你的情况具体说说吗？"医生根据患者之前病历上的内容和患者描述的症状，结合必要的检查，与患者充分沟通，解释症状出现的原因和下一步的治疗方案。

评析：

本案例中，医生能够充分把握患者的心理需要，认知患者的心理反应，热情接待患者，并向患者表达共情，给予患者充分的尊重，让患者对医生建立了信任。相反，如果因为不是首诊医生而推诿敷衍患者，只注重病情，忽视患者的需要，就很可能引起患者愤怒的情绪反应，导致沟通失败。

第三节　医患关系中的伦理道德

医患关系是一种特殊的人际关系，是医务人员在为患者进行诊疗、护理过程中，实现救死扶伤、防病治病，实行人道主义，全心全意为人民大众身心健康服务的关系。这种关系的处理涉及生死攸关的责任,因此医患之间的伦理关系显得格外重要。

一、伦理与道德的含义

(一)伦理

伦理学是一个社会学概念,是哲学的一个分支学科,它概括了人与人之间的道德规范和行为准则。伦理一词包含了"伦"和"理","伦,从人从仑,仑者辈也",故"伦"指人的血缘辈分关系,也有顺序、秩序的含义;"理"原意为"治玉",后引申为道理、条理、规律和规则。伦理顾名思义就是人与人之间关系的原理,也就是"人伦之理""做人之道"。

(二)道德

在中国,道德可追溯到先秦思想家老子所著的《道德经》一书。其中"道"指自然运行与人世共通的真理;而"德"是指人世的德性、品行。"德"字之形,就有"两人"相处,从"直"从"心",把"心"放正的意味。道德最基本的含义就是调整人们之间相互关系的行为规范,说明人的品质、原则、规范与境界。

(三)伦理和道德的关系

伦理和道德是内涵相通、词义相近的两个概念,两者都指向人与人关系的处理,都关乎人们行为品质的善恶正邪。在通常的语境和注释中易于被混用,然而在伦理学中,伦理和道德是有差异的。道德一般表达的是最高意志,是支撑伦理的精神基础,主要体现为一种精神和最高原则,即"你最好应该";伦理表述的是行为的基本原则,即"你必须应该"。从另一层面讲,伦理偏重于外在的规范理论,进而制约内在的行为规范;道德是内在的个人品德,从而指导外在的行为规范。伦理和道德,在不同的层面共同指导着医患沟通。

二、医患关系中的道德规范

在医患交往中,患者存在着被认识、被尊重、被接纳、被理解、被关爱以及了解诊疗信息、早日获得康复等心理需求,他们强烈需要来自医务人员的认知指导、感情支持和意志鼓励,所以要求医务人员应遵循如下道德规范:

1. 救死扶伤,忠于职守 救死扶伤是医务人员的最高宗旨,忠于职守是医务人员应有的敬业精神。它要求医务人员把维护患者的生命、增进患者的健康当做最崇高的职责。在中国的医学道德传统中,一直强调"医乃仁术""济世救人",毛泽东则把"救死扶伤,实行革命的人道主义"视为医学道德的精髓。人道主义的核心就是以人为本,体现在医务工作中,就是以患者为中心,同情、关心、救助患者,珍惜患者的生命与健康。《医学生誓言》开宗明义地规定了医学生的医德规范。因此,医务人员树立全心全意为人民服务的思想,是搞好医患关系的前提。

2. 尊重患者,一视同仁 尊重患者、一视同仁是医务人员应遵守的基本医德规范。尊重患者,首先必须尊重患者的人格,患者作为公民的一分子,在医疗服务中,其人格尊严应该受到保护。医疗机构和医务人员对任何患者(包括死去的患者)的人格尊严都应当绝对地、无条件地尊重。那些以恩赐者自居,随意训斥指责患者,以医疗技术作为交易资本,视患者地位高低和给予的物质利益多少而决定自己服务行为的做法,是不符合医德基本规范要求的。尊重患者,还要尊重患者的权利,做到一视同仁。这包括一般意义上的人的权利和患者的特殊权利,如平等的医疗权利、知情同意的权利、要求保守秘密的权利、对医务人员监督的权利等。

3. 举止端庄,文明行医 文明行医是医务人员必备的职业素养。医务人员举止端庄、语言文明、态度和蔼,能使患者感到可亲、可信。同情、关心和体贴患者,就能给他们以安慰和鼓励,帮助其树立同疾病作斗争的信心;也能取信于患者,协调医患关系,沟通医患情感。

医患沟通是一门艺术,这门艺术是通过医务人员的角色形象表现出来的,医务人员的外貌服饰、言行举止、态度气质给患者展现的第一印象,直接关系到医患之间的人际吸引力和亲和力。举止端庄要做到:①仪表整洁大方:外貌服饰给人以沉着、稳重、干练、可靠的形象,切忌衣冠不整、穿着离奇、不修边幅、浓妆艳抹。②行为得体,把握分寸:检查治疗,手法要轻柔娴熟;接触异性患者,要心正无邪;患者急救关头,要沉着镇定。避免操作粗暴、举止轻浮、处事急躁。

语言交流是沟通医患心灵的桥梁,是彼此交流思想情感的纽带,特别是口头语言,是最基本、使用频率最高的医患沟通方式。医德要求医务人员的语言:①讲求科学性:做到规范表述、言能达意、通俗易懂、实事求是,不故弄玄虚,不夸大其词,不轻下结论,不欺诈患者或家属。②注意艺术性:语言的方式、内容、场景都应因患者而异、因病而异、因时而异、因地而异。对性格内向的患者多用同情体贴的话语;对危重患者多用鼓励和解释的语言;术前沟通谋求知情同意;术后沟通意在排忧解难。③树立保护意识:用礼貌性的语言保护患者的自尊;用保密性的语言保护患者的隐私,患者隐私只在私下了解,不要公开张扬;用安慰性、鼓励性、解释性和积极暗示的语言,保护患者的心理。言语不当,轻则使患者生气、紧张、郁闷、沮丧,重则引发医患纠纷。

4. 严守医密,患者至上　严守医密是一项传统的医德规范,体现了对患者权利、人格的尊重和保护。早在两千多年前,希波克拉底就说过:"凡我所见所闻,无论有无职业关系,我认为应守秘密者,我愿保守秘密。"1994 年制定的《国际医学伦理准则》中规定:"由于病人的信任,一个医生必须绝对保守病人的隐私。"《中华人民共和国医师法》规定:"对病人生理的、心理的及其他隐私,有权要求保密。病历及各项检查报告、资料不经本人同意不能随意公开。"医疗职业的特点决定了医生常常可以了解到患者的某些隐私,可涉足于患者从未跟其他人暴露过的身心领域。对患者的隐私,医务人员有义务加以保护。例如为有某些生理缺陷的患者、未婚先孕的患者、性病患者、同性恋患者等进行治疗都涉及患者的某些隐私,在不损害社会公众利益的前提下,作为医务人员要严格为其保守秘密。

5. 严谨廉洁,遵纪守法　严谨就是医务人员对待医学和医术要具有严肃谨慎、一丝不苟的品德。钻研医术,精益求精,作风严谨是优质服务的前提。在现实生活中,一部分医疗纠纷是由于医术不精或医疗差错引起的。廉洁则要求医务人员在行医过程中,要有不以医疗手段谋取个人私利的良好医风。

三、医患关系中的伦理原则

医患关系的伦理原则是调整医务人员和患者之间关系的行为准则,是贯穿整个医德规范的一条主线,是衡量医务人员品行的基本标准。它为医务人员确立医德观念、指导医德行为、进行医德评价和加强医德修养指明了方向。

1. 最优原则　最优原则也叫有利原则,即在制定、选择诊疗方案时以最小的代价获得最佳效果的决策。要实现这一原则,需要医务人员不仅具备专业知识技能,更要具有良好的医德,才能在保证医疗效果的前提下,在医疗技术条件允许的范围内,选择最佳诊疗方案。

在医疗卫生实践中,最优化原则体现在两个方面:一是积极优化;二是消极优化。积极最优指在若干非负值的医疗方案或服务措施中选择最大正值的医疗方案或措施的伦理价值取向。消极最优指在若干负值的医疗方案或服务措施中,全面权衡利弊得失后,选取最小负值的医疗方案或服务措施。由于医疗技术、医学水平、疾病情况、社会环境等种种条件的限制,在处理某些病情时,常常会无奈地面对一些尴尬困境:其一,几种可供选择的方案都不可能获得理想效果,都可能给患者带来不同损害;其二,手段的有效性和道德性发生冲突,欲达有效的目的,必用非道德手段。我们只能实行某种道德妥协,牺牲最小的道德价值,换取可能条件下的最高价值。

在实际诊疗中,最优化原则要求做到:①疗效最佳:即诊疗效果从当时医学科学发展的水平来看是最好的,或在当时当地的客观条件下是最佳的疗效。②安全最好:随着现代科技的发展,诊疗技术水平有了很大的提高,然而技术的二重性使诊疗手段的应用有可能给患者造成一定的损害,因此,在制订诊疗方案时要尽可能体现有利无伤原则,选择对患者有最好安全保障的方案。对于必须使用但又有一定伤害或危险的诊疗手段,应尽量使伤害减少到最低程度,保证患者的安全。③痛苦最小:在保证治疗效果的前提下,诊疗措施应尽量减少患者的痛苦。有些不宜普遍使用的特殊检查,只能在必需、有针对性并有保护措施的情况下才可使用。④消耗最少:指患者因诊治疾病而支出的经费和社会医药资源的消耗要最少。选择诊疗手段或方案时,在保证疗效最好、安全性最佳的基础上应考虑资源的消耗,如果代价太大,对患者和社会都不利。如让患者进行不必要的检查,开与治疗无关的药物,巧立名目有意增加患者的经济负担以及增加社会资源的耗费都是错误的。

视频:"医学论之父"孙思邈

2.无伤原则　无伤原则又叫不伤害原则,是指医务人员在诊疗过程中,其动机和结果均应避免对患者造成生理、心理等方面的伤害,更不能人为地制造伤害。医务人员在医疗实践中应树立不伤害的医疗理念,恪守不伤害的道德原则,把医疗的伤害性降到最低限度,做到以最小的损伤获取患者最大的利益。必须指出,"不伤害"不等于"无损伤",医疗伤害作为职业性伤害,带有一定的必然性。很多检查和治疗即使符合适应证,也会给患者带来生理或心理上的伤害。如肿瘤的化疗,虽能抑制肿瘤,但对造血和免疫系统也会产生不良影响。

在医疗活动中,对患者的伤害主要有三种:①技术性伤害:即由于医疗技术使用不当造成患者躯体的伤害,主要包括诊断、药物和手术等原因造成的伤害。其次还有因道德原因造成的技术性伤害,如因医务人员的不负责任而造成的各类医疗事故。②行为性伤害:即由于医务人员语言、态度等行为对患者造成精神、心理上的伤害。③经济性伤害:即医务人员出于个人或集团利益造成患者过度医疗消费,使患者蒙受经济利益的损失。

在无伤原则下,一定要树立以患者为中心的服务思想,坚决杜绝有意的责任性伤害,努力防范或减少难以避免的伤害以及意外伤害。对利害得失全面权衡,选择受益最大、伤害最小的优化诊疗方案。在实施中尽最大努力不给患者造成本可以避免的身心伤害和经济损失,把不可避免但可控伤害控制在最低限度之内。

3.公正原则　在医疗实践中,公正原则有两个层面的要求:一是医患交往公正,要求医务人员与患者平等相处,对不同的患者能做到一视同仁。二是医疗卫生资源分配公正,即每一个人都具有平等享受卫生资源分配和使用的权利。在医疗实践中,公正不仅指形式上的公正,更强调公正的内容。所谓形式上的公正,是指类似的个案以同样的准则加以处理,不同的个案以不同的准则加以处理;而所谓内容的公正是指根据哪些方面来分配卫生资源,如在稀有卫生资源分配上,必须以每个人的实际需要、能力和对社会的贡献为依据,公平合理地分配卫生资源。

在医疗实践中,公正原则的应用,在不同层次的卫生健康领域可以遵循两个规则。①完全平等规则:健康权、医疗保健权是基本的人权,根据"基本权利完全平等"的公正原则,在初级卫生保健领域,所有人的医疗卫生保健权是完全平等的,即"人人享有初级卫生保健"。②合理差等规则:既然卫生资源是相对短缺的,对于非基本卫生保健需求,就不可能完全平等满足,只能采取合理差等的规则来处理。此时需要考虑以下两类因素:一是生命质量、需求的迫切程度和社会价值等主要因素;二是先来后到、支付能力、家庭角色、科学价值等次要因素。因此,合理差等规则在操作上是有相对难度的。

4.自主原则　自主原则就是要求医务人员尊重服务对象的自主权。有学者提出尊重患者的自主权可能会降低患者的积极性和主动性。实际上,不是降低患者的积极性和主动性,而是给医务人员提出了更高的要求:医患之间对医疗信息掌握的不对称性,决定着医务人员既要尊重患者的自主权,又不应该无所作为,这就要求为患者的自主选择提供充分条件,即:①向患者详细解释病情;②告诉患者治疗或不治疗会出现的情况;③告诉患者各种可能的治疗方案;④提出医务人员自己认为的最佳治疗方案;⑤告诉患者要实施的治疗方案中的注意事项和如何配合治疗。

如果出现医务人员提出的"最佳方案"遭到患者的拒绝,可以综合考虑患者本人和家属的意愿。如果患者具有自主决策能力,且经过充分沟通后,"最佳方案"仍遭到患者本人和家属的拒绝时,则应侧重患者本人的意见,同时做好详细和完整的病案记录。但需要注意的是,根据公益论的医学伦理学理论,患者的自主权并不是绝对的,它以不违背法律、法规、政策等和社会公共利益、社会公共道德为前提。如果患者的自主权与上述前提相矛盾,我们可以不去尊重患者的自主权。如拒绝患者非医学需要鉴定胎儿性别的要求,拒绝传染病患者提出的行动自由的要求等。

本章小结

心理学与伦理学相关知识是医患沟通的重要理论基础。它不仅能增进医患之间的深层次了解,有助于增进医患之间的信任,而且有助于提高疾病的治愈率,合理调节医患之间的背景差异,赢得群众对医患关系的理解。

　　患者的心理反应和心理需要，对疾病的康复起到至关重要的作用，而患者家属的心理状态则起到辅助治疗的效果。医务人员的心理需要和医疗机构需要的满足程度，在一定程度上直接影响着医患沟通的效果。患方和医方心理需要的满足，能够有效提高医疗卫生服务的质量，从而实现患者对医务人员及医疗机构服务满意的双赢效果。

　　医患关系是一种特殊的人际关系，这种关系的处理往往涉及生死攸关的责任。所以在医患关系中应遵循的道德规范有：救死扶伤，忠于职守；尊重患者，一视同仁；举止端庄，文明行医；严守医密，患者至上；严谨廉洁，遵纪守法。医患关系中的伦理原则为医务人员确立医德观念、指导医德行为、进行医德评价和加强医德修养指明了方向，包括：最优原则、无伤原则、公正原则和自主原则。

（刘琬一）

扫一扫，测一测

思考题

1. 患者的心理需要有哪些？
2. 医生、护士的心理特征和支持需要有哪些？
3. 简述医患沟通的道德规范和伦理原则。

| 第三章 | 医患沟通的法律基础 |

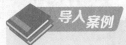

学习目标

1. 掌握：医疗法律关系的概念、构成要件、类型；患方的权利与医方的义务。
2. 熟悉：医方的权利与患方的义务。
3. 了解：医疗法律责任的内容。
4. 能运用医患双方权利与义务的内容分析医疗侵权中存在的问题。
5. 学会用谦虚和谨慎的态度与患方沟通，尊重患者的权利，规范自己的行为，避免和减少医疗纠纷的发生。

医患关系的本质是一种法律关系，在医疗工作中，医患双方必须以法律为基础规范自己的医疗和就医行为，以确保诊断、治疗、护理等工作的顺利进行。

导入案例

要尊重患者的知情同意权

余某，女，28岁，孕周满入院待产，经查，胎儿为臀位，无法顺利生产，经本人和家属签字同意，进行了剖宫产手术。在手术过程中发生了子宫大出血，主刀医生认为，术中子宫出血相当严重，如果不把子宫切除，会危及孕妇的生命。医生立即与其丈夫进行了充分沟通，说明了病情和切除子宫的必要性和紧迫性，家属表示理解和支持，同意手术，并再次签署了手术同意书。于是，主刀医生把孩子剖出后，随即把余某的子宫进行了摘除，保住了孕妇的生命。

讨论：1. 你对上述案例有何感悟？
2. 你对主刀医生的做法有何评价？

第一节　医疗法律关系

一、医疗法律关系的概念

医疗法律关系是指医疗法律调整医患关系过程中形成的医患双方法律上的权利和义务关系。具有以下特点：一是基于约定或法律直接规定而在医患之间发生的；二是医方为患者实施诊断、治疗、护理等医疗行为过程中形成的。

医患之间发生的社会关系并非都是医疗法律关系，例如由于医院就诊场所设施问题所致的患者人身损害、患者在医院坠楼自杀、患者住院期间财产丢失等，都不属于医疗法律关系。

二、医疗法律关系的构成要件

医疗法律关系是由主体、内容、客体三个要件构成，缺一不可。

（一）医疗法律关系的主体

医疗法律关系的主体是指在医疗法律关系中享有权利并承担义务的当事人，通常指医疗机构和患者。医疗法律关系的医方主体是医疗机构，《医疗机构管理条例》规定，医疗机构指从事疾病诊断、治疗活动的医院、卫生院、疗养院、门诊部、诊所、卫生所（室）以及急救站等。医务人员的工作是一种职务行为，在发生医疗事故或纠纷后，承担民事法律责任的是其所属的医疗机构，所以，医疗法律关系的主体"医"的概念是指患者就医的医疗机构，而不宜指医务人员。在个人开办的私人诊所，如果具备法人资格，则以诊所为当事人；如果不具备法人资格，则以个体医师为当事人。

医疗法律关系的患方主体是患者。患者因未成年或罹患精神病等暂无民事行为能力或限制民事行为能力时，其近亲属等法定代理人可代理主张权利，但患者本人仍是医疗法律关系的唯一患方主体。

（二）医疗法律关系的内容

医疗法律关系的内容是指医疗法律关系的主体所享有的权利和承担的义务，包含医疗机构的权利和义务、患者的权利和义务四个方面。

医师和患者的权利和义务是对立统一的。医师与患者所享有的权利和应履行的义务不是自由选择和自我意志的结果，而是由所担任的社会角色因素决定的。双方在享有权利的同时必须履行应尽的义务，而不是将权利与义务分离。在医疗工作中，作为医师，首先要敬畏生命，关心患者，树立"患者至上，一切以患者为中心"的服务意识，尽可能做出正确诊断并力求治愈。只有医师很好地履行自己救死扶伤的义务，才有可能保障患者享有生命权和健康权等一系列权利，同样，患者履行义务本身就是赋予了医师权利。患者积极履行义务，不仅有利于及时诊治，维护自己的健康利益，而且也有利于医师行使权利，提高医疗质量。反之，如果医患双方各自站在自己的立场上，维护各自的权利，强调对方应该承担的义务，就会导致观念上的偏颇，进而引发医疗纠纷的发生。

（三）医疗法律关系的客体

医疗法律关系的客体是指医疗法律关系主体的权利和义务所指向的对象，即医疗行为。医疗行为是指医疗机构的医务人员运用医学专业知识和技术对患者疾病的诊断、治疗、预后判断及康复指导等行为。

1. 医疗行为的特点

（1）医疗行为具有高度的专业性：医学是一门专业性强且不断发展的实践科学，要求从业者必须经过专门的教育培训，经过资格考试取得从业资格，而且还需要从业者在临床实践中接受继续教育，不断提高专业技术水平。

（2）医疗行为具有高度的风险性：医疗行为是建立在长期经验总结或反复科学实践的基础上，究其实质是一门探索性科学。如过敏体质的患者，即使医务人员尽了高度注意义务，由于个体差异仍有可能发生危险。因此，医疗行为充满风险性。

（3）医疗行为具有侵袭性：医疗行为虽然是以拯救患者生命健康为目的，但采用的诊疗方法，大多都对身体具有侵入性和损害性。无论是对患者进行抽血、造影、B超、CT等检查，还是在治疗过程中对患者进行注射、手术、针灸，都对患者的人身有一定的侵害性。

（4）医疗行为具有自主性与协作性：在法律、法规规定的范围内，医师可以根据自身的专业知识和临床经验，做出诊断和制订治疗方案。但在对患者实施手术、特殊检查、特殊治疗时，医务人员应当及时向患者或其授权的家属说明医疗风险、替代医疗方案等情况，并取得患方书面同意。

2. 界定医疗行为的标准　医疗行为是指医务人员对患者疾病的诊断、治疗、预后判断及康复指导等具有综合性内容的行为。界定医疗行为的标准：一是行为主体标准，二是行为目的标准。按照行为主体标准，只有医务人员实施的行为才可能是医疗行为。医疗行为的行为主体是医务人员。根据《中华人民共和国医师法》（以下简称《医师法》）《护士条例》以及卫生部门的有关规定，医务人员按其业务性质可分为四类：医师、药剂人员、护理人员、技术人员（包括检验、理疗、病理、口腔、同位素、营养等医疗技术人员）。按照行为目的标准,只有以诊疗疾病为目的的行为才是医疗行为。随着社会发展和医学的拓展,医疗活动还向医学美容、整形、药物和器械临床验证等一些不以治疗为目的的领域延伸,这些医疗行为目前暂且也按照以诊疗为目的的医疗行为加以研究。

三、医疗法律关系的类型

根据医患法律关系的发生原因、当事人权利义务及法律责任的不同,可将医疗法律关系分为医疗合同关系、医疗无因管理准合同关系以及强制医疗关系三个类型。其中医疗合同关系是最基础的法律关系。

（一）医疗合同关系

医疗合同法律关系是指医方与患方之间就患者疾病的诊断、治疗、护理等医疗活动形成的意思表示一致的民事法律关系。医疗合同又称医疗技术服务合同,是在医疗机构和患者之间建立的,医方为患者提供医疗服务,患方为此支付医疗费用的民事合同。临床工作中建立的医患关系主要是医疗合同关系。

医疗合同成立后,患者享有得到及时、规范诊疗服务的权利,并负有支付医疗费用等义务;相反,医疗机构负有及时为患者提供规范诊疗服务的义务,享有收取医疗费用等权利。但医疗行为又是一种具有高度风险性和局限性的复杂技术行为,作为医师,无论具有多么高超的医术,都无法绝对保证所实施的医疗行为达到患者期望的治疗目的,因此,判断医疗合同是否按约履行,应当以医疗机构是否提供了适当的诊疗服务和给予了谨慎注意为标准。

医疗服务合同根据诊疗目的和内容的不同,可为以下四种类型:一是一般医疗服务合同,以疾病的诊断治疗为目的的合同;二是健康检查合同,以早期发现疾病或了解健康状况为目的的合同;三是试验性医疗服务合同,这种合同又可分为两种:具有诊疗目的的试验合同与纯试验目的的合同;四是特殊医疗服务合同,医疗服务需求者并无健康上的问题而接受医疗提供者服务的合同,例如美容整形手术、变性手术、堕胎手术等。

（二）医疗无因管理准合同关系

没有法定或约定的义务,管理他人事务的行为,就是无因管理。医疗无因管理是指医方在没有约定义务和法定义务情况下,为避免患者的生命健康利益受到损害,自愿为患者提供医疗服务行为而建立的医疗准合同法律关系。实践中主要是基于以下三种情形:一是医师在医院外,发现危急或昏迷之患者而加以治疗;二是对自杀未遂而不愿就医者,予以救治;三是特定的第三人将意识不清或不能为意见表示的患者送到医院,医院对其加以救治。

在无因管理中,医疗机构没有法定或约定的义务为患者提供诊疗服务,但双方一旦建立起无因管理关系,医疗机构就应当尽到管理人的注意义务,提供有利于患者的服务,避免患者利益的损失,否则,依然可能被追究医疗侵权的民事责任。

案例评析

在某次列车上,广播员播报了一则寻医信息。医生小王听到广播后来到现场,发现患者是一名 1 岁多的女童,当时面色发绀、双眼上翻、双手紧握、全身绵软,正被列车员抱在身上拍着背。看到旁边地上掉落的半块饼干,经过简单询问后,小王判断小孩是饼干卡喉导致窒息。小女孩的母亲一直坐在地上哭。

当时小王刚刚拿到执业医师证,第一次单独碰到这种情况,心里确实有点紧张。他运用急救法,在进行了 5 分钟左右的急救后,小女孩咳出了一口带着血丝的饼干,"哇……"地哭出了声。

在一旁揪心的母亲和列车员都松了口气,连连道谢,车厢里的人们也纷纷向小王投来了赞赏的目光。"这是每个医生都应该做的,切记下车后尽快就医,到就近的医院做个全面检查。"小王向患者家属交代完注意事项后,才回到自己的车厢。

评析：

1. 该案例中，小王在没有约定义务和法定义务情况下，为避免患者的健康利益受到损害，自愿为患者提供医疗服务，其行为属于医疗无因管理准合同关系。

2. 小王的行为是受到社会拥护和法律保护的。《医师法》规定，对需要紧急救治的患者，医师应当采取紧急措施进行诊治，不得拒绝急救处置。国家鼓励医师积极参与公共交通工具等公共场所急救服务；医师因自愿实施急救造成受助人损害的，不承担民事责任。

（三）强制医疗关系

强制医疗是指国家基于医疗的特殊性和维护国民生命和身体健康之目的，在法律上赋予医疗机构以强制诊疗和患者强制接受治疗而形成的权利义务关系。

我国的《中华人民共和国传染病防治法》（以下简称《传染病防治法》）、《突发公共卫生事件应急条例》、《性病防治管理办法》、《结核病防治管理办法》、《中华人民共和国国境卫生检疫法》等都规定了适用强制医疗的法定情形。例如《传染病防治法》对各类传染病的防治作了明确的规定，其中第五十二条规定：医疗机构应当对传染病病人或者疑似传染病病人提供医疗救护、现场救援和接诊治疗。《疫苗流通和预防接种管理条例》规定：需要接种第一类疫苗的受种者应当依照本条例规定受种；受种者为未成年人的，其监护人应当配合有关的疾病预防控制机构和医疗机构等医疗卫生机构，保证受种者及时受种。《疫苗流通和预防接种管理条例》规定：儿童入托、入学时，托幼机构、学校应当查验预防接种证，发现未依照国家免疫规划受种的儿童，应当向所在地的县级疾病预防控制机构或者儿童居住地承担预防接种工作的接种单位报告，并配合疾病预防控制机构或者接种单位督促其监护人在儿童入托、入学后及时到接种单位补种。可见，对国家强制接种的疫苗，公民必须按照规定受种，属于一种强制医疗义务。

在强制医疗关系中，医方所承担义务的内容直接来自法律的强行性规定，该义务的不履行应承担相应的法律责任。《医师法》规定：对需要紧急救治的患者，医师应当采取紧急措施进行诊治；不得拒绝急救处置。

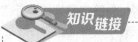

医疗法律关系的属性探索

关于医疗法律关系的属性，目前学术界主要有以下几种观点：一是行政法律关系说，这种观点认为，医疗机构隶属于卫生行政部门，具有独立的法律地位，具备行政主体的资格。二是民事法律关系说，这种观点认为，医患之间的关系属于平等主体之间的横向的民事法律关系，认为医患关系属于民事法律关系中的合同关系，即"医疗合同说"。三是医事法律关系说，这种观点认为，民法调整的人身关系，对于人体本身则是由医事法来调整的。

这些学说都在一定程度上揭示了医疗法律关系某一方面的特征，但均存在一定的局限性。

第二节　医患双方的权利与义务

法律关系是以法律上的权利义务为纽带而形成的社会关系。法律正是通过规定主体的权利和义务这种方式对社会关系予以调整，权利和义务贯穿了所有法律现象、法律部门以及法律实施的全过程。对主体权利和义务的研究在法学理论与实践中都具有十分重要的意义。在医疗法律关系中，主要研究患者的权利和义务、医疗机构的权利和义务四个方面。

一、患方的权利与义务

在我国，对患者的权利保护日益受到重视。医学伦理学和法学界加强了患者权利保障的研究和立法建议以及法律保障机制的构建，许多法律法规中也都明确规定对患者的权利保护。《中华人民共和国宪法》(以下简称《宪法》)第四十五条第一款规定"中华人民共和国公民在年老、疾病或者丧失劳动能力的情况下,有从国家和社会获得物质帮助的权利。国家发展为公民享受这些权利所需要的社会保险、社会救济和医疗卫生事业。"《医疗机构管理条例》《医疗事故处理条例》《医师法》等也都从不同方面规定了对患者的权利保护。《中华人民共和国民法典》(以下简称《民法典》)单独将"医疗损害责任"专门设章,对患者的权利和医疗机构的责任作了更加明确的规定,为患者维护其合法权益提供了直接的法律依据。

(一)患方的权利

从广义上来看,患者的权利是一种基本人权,患者作为医疗消费中的民事主体应享有包括人格权、身份权和财产权在内的各项民事权利。而从狭义上来讲,患者的权利是指患者在患病期间享有的权利和必须保证的利益,尊重和维护患者的权利是医务人员的责任和义务。结合实践中患者权利受损状况,患者在就医过程中主要包括生命健康权、身体权、医疗权、知情同意权和隐私权。

1. 医疗权 是指患者为维护自身的生命健康利益而有从医疗机构获得合适医疗服务的权利。具体表现为:平等的医疗权、及时有效的治疗权、危急患者的优先诊治权和会诊转诊权等。医方应依法开业、执业,不得从事非法活动,不得拒绝救治危急患者,因限于设备和技术条件不能诊疗的患者,应适当转诊。医疗方有适度检查的义务,不得实施过度检查。《医师法》规定:对需要紧急救治的患者,医师应当采取紧急措施进行诊治,不得拒绝急救处置。紧急情况下,医方需要迅速、积极、有效地抢救,患者只要有一线希望就要努力抢救,只有这样才能不失时机地挽救危重患者的生命,才能减少伤残或死亡率。

2. 医疗自由权 享有合理限度的医疗自由权,包括有权自主选择医疗机构及医生,除法律法规规定的强制治疗外,患者有权决定是否接受医疗服务,在不违反法律法规的前提下,患者有出院及要求转院的权利。如:患者在意识清醒时,对自己在病危时是否过度抢救提前作出安排,经相关部门公证或有关材料证实确属患者的真实意愿,在监护人或患者家属提出要求的情况下,院方应该尊重患者的医疗自由权。

3. 知情同意权 患者有权了解自己所患疾病和疾病的发展进程,包括检查、诊断、治疗、处理及预后等方面的情况;并有权要求医生作出通俗易懂的解释;有权知道治疗的方案;出院后,有权向医院索取病历、住院日志等复印资料,有权核实医疗费用并要求医方逐项作出解释。《民法典》明确规定:医务人员在诊疗活动中应当向患者说明病情和医疗措施。需要实施手术、特殊检查、特殊治疗的,医务人员应当及时向患者说明医疗风险、替代医疗方案等情况,并取得其明确同意;不宜向患者说明的,应当向患者的近亲属说明,并取得其明确同意。根据法律规定,医方应积极履行告知义务:①病情告知。如实告知患者所患疾病的名称、现状、程度、发展趋势和可能发生的危害健康的后果等诊断结论;但出于为防止病情急剧恶化、避免对患者可能或必然造成不利后果的善意考虑,对患者本人的延迟告知为例外。②治疗告知。如实告知对患者所患疾病将采取的治疗方案和治疗措施以及为避免危险所采取的预防措施。采取手术治疗或特殊治疗时,应当由患者或其家属签字同意。③风险告知。如实告知治疗措施可能或必然产生的风险,或因患者体质特异可能发生的过敏、排异、恶化和并发症等其他损害后果。④费用告知。如实告知患者治疗疾病所应当承担的费用及计费依据。

视频:医务人员在诊疗活动中要向患者说明病情和医疗措施

4. 身体权 患者对自身正常或非正常的肢体、器官、组织拥有支配权。医务人员未经患者同意或家属签字不能随意进行处置,否则将触犯法律。患者生前的身体权不容侵犯,患者去世后的身体权也不容侵犯。没有患者的遗嘱或未征得患者家属同意,医务人员不论出于何种目的都不能摘取患者的眼角膜、内脏等器官。

5. 隐私权 患者对医师所说的心理、生理及其他隐私有权要求保密。医护人员未经患者同意,不得随意公开患者隐私。医疗保密的含义有两个:一是为患者保守秘密,对患者的隐私要守口如瓶,把患者的隐私当作笑料公开谈论是侵权行为。二是对患者保密,有些病情让患者知道会造成恶性刺激,加重病情,使患者绝望,应予保密。

6. 人格尊严权 患者在接受治疗时,享有其人格尊严、民族风俗习惯被尊重的权利。

7. 法律维护权 当患者的权利受到侵犯时,患者享有对医疗方进行监督、举报、投诉、起诉的权利。

患者隐私权保护中权利冲突的主要表现

患者隐私权是指在就医过程中，患者享有的要求医疗机构及医务人员对因医疗活动而合法掌握的有关自己的心理、生理以及其他方面的隐私不得泄露、不得非法侵犯的权利。近年来，患者在享有其隐私权的过程中，时常会与其他的正当、合法权利发生冲突，主要表现为：一是患者隐私权与医疗机构教学权冲突，在进行临床实践教学的过程中，难免与保护患者的隐私权发生冲突。二是患者隐私权与公共利益的冲突，此时，医患双方的权利冲突也就演变为公共的健康利益与个人的隐私利益之间的冲突。三是患者隐私权与医方的医疗知情权的冲突，由此导致患者在理解上与医务人员发生歧义并进而引发医患纠纷。

（二）患方的义务

在医疗法律关系中，患者享有生命权、健康权等民事权利的同时，也应尽相应的义务，只有履行好自身的义务，才能保障医疗过程的顺利进行，最终才能维护好自身的利益。

在我国，中华医学会医学伦理学分会公布的患者的义务包括五项内容：

1. 遵守医院规章制度，维护医院秩序，尊重、爱护、支持医务人员的义务 医疗机构是以保障人民身体健康为核心的社会组织。患方在医院就诊，有义务自觉遵守规章制度，保障医疗活动正常开展。医疗工作是高风险行业，再加上我国卫生技术人才短缺，医务人员工作压力相对较大，医务人员是否受尊重是保证医疗服务工作正常进行的前提和基础，因此患方应尊重、支持医务人员。

2. 有提供与疾病有关真实情况的义务 在医疗活动中，只有医患双方紧密配合，才能最大可能实现救死扶伤的目标。因此，在疾病信息采集方面，患方应如实陈述病史、病情，切忌因害羞遗漏、回避医师的询问，更不能提供虚假的病史病况误导医师。

3. 有遵从医嘱，配合诊断和治疗的义务 患方有义务按医嘱接受各项检查和治疗，遵医嘱复查和遵循注意事项等。

4. 有爱护个人身体，积极恢复健康的义务 一方面，当患者患病时应及时就医；另一方面，患方在配合医护人员康复过程中，要做到乐观面对疾病，积极选择健康的生活方式和工作方式，争取早日康复出院。

5. 有交纳医疗费用的义务 患方在接受医疗服务时，有交纳医疗费用的义务。即使对治疗效果不满意或在治疗中发生医疗纠纷等争执，患方也应先及时足额交纳医疗费用，再通过法律规定途径明确医疗费用的责任承担方。

二、医方的权利与义务

医方包括医院、医师、护士及为医疗服务的其他人员。医方在拥有权利的同时，也应履行相应的义务，义务和权利是相辅相成的。可以说医方的权利与义务关系到患方的健康和生命的安全，是患方实现其权益的基础，在这里主要探讨作为医疗行为具体实施者的权利与义务。

（一）医方的权利

1. 病情询问权 为了诊断和治疗患者疾病所需，医方有向患方进行详细询问的权利，有权获得与患者病情相关的信息，包括既往病史、药物使用史、相关生活习惯等属于个人隐私的资料。医方对患者个人隐私的知晓并不构成侵权，因为对疾病的成因和正确诊断可能需要结合这些个人信息来判断；在进行治疗的过程中，医方也需询问患者的症状以帮助做出疾病发展的正确判断。因此，对病情的询问权是医方享有的合法权利，患方对医方的询问应当诚实回答，予以配合。

2. 治疗权 是指医方有权根据患者病情的种类和严重程度采取不同种类的医疗手段，而患者则应配合医疗机构的治疗方案。医方主要享有医学检查权、疾病调查权、医学研究权、医学处置权（包括处方权）、医学证明文件出具权等，即医师有权要求患者做相应的检查，有权决定治疗、处置方案等。

3. 医疗特权 在特定的情况下，医方为履行法定义务或完成诊疗护理工作，会限制患者的自主权益，强行控制患者按照医方意愿参与医疗活动。从表面上看，这种医疗特权侵害了患者的权利，但其真正的目的在于维护患者的生命健康和社会的公共利益。在法律层面,这种医疗特权往往受保护,当然医方的医疗特权是不可以任意行使的。根据我国现行的法律法规,医疗特权主要体现为以下几种情形:

(1)紧急或危急情形下的医疗处置权:《医疗机构管理条例》第三十三条规定,医疗机构施行手术、特殊检查或者特殊治疗时,无法取得患者意见又无家属或者关系人在场,或者遇到其他特殊情况时,经治医师应当提出医疗处置方案,在取得医疗机构负责人或者被授权负责人员的批准后实施。如一名肝癌晚期患者,因经济原因拒绝治疗,多次自行拔出输液针和翻床坠地,主管医师报医院领导,经批准后,可约束其自由活动,强行治疗。

(2)特定情况下,隐瞒病情的权利:医师在诊疗活动中应当向患者说明病情、医疗措施和其他需要告知的事项。需要实施手术、特殊检查、特殊治疗的,医师应当及时向患者具体说明医疗风险、替代医疗方案等情况,并取得其明确同意;不能或者不宜向患者说明的,应当向患者的近亲属说明,并取得其明确同意。

(3)法定传染病的强制隔离权:《传染病防治法》规定,医疗机构发现甲类传染病时,对病人、病原携带者予以隔离治疗,隔离期限根据医学检查结果确定;拒绝隔离治疗或者隔离期未满擅自脱离隔离治疗的,可以由公安机关协助医疗机构采取强制隔离治疗措施。医疗机构发现乙类或者丙类传染病病人,应当根据病情采取必要的治疗和控制传播措施。

4.请求医疗费用支付权　医院及其医务人员为患者提供医疗服务,根据物价部门收费标准,有权按照有关规定要求患者支付挂号费、诊疗费、检查费及其他合理费用。

5.免责权　医学科学具有高风险、高技术特点,为保障患者的健康权,医务人员在医疗过程中享有医疗意外、并发症的免责权。《民法典》规定:患者在诊疗活动中受到损害,有下列情形之一的,医疗机构不承担赔偿责任:①患者或者其近亲属不配合医疗机构进行符合诊疗规范的诊疗;②医务人员在抢救生命垂危的患者等紧急情况下已经尽到合理诊疗义务;③限于当时的医疗水平难以诊疗。

6.其他合法权益　如人格尊严权、人身安全权、财产权、知识产权、名誉权、债权、法定休假权等。

(二)医方的义务

医方有维护患者的权利,依法提供医疗服务的义务。患者的权利就是医方应该积极履行的义务。医方提供医疗服务应当按照《医师法》《医疗机构管理条例》等相关的法律、法规的规定,医疗机构及医务人员取得相应的执业许可和执业资质后,在对应的执业范围、执业类别中履行义务,不能故意推诿患者或者拒诊。

案例评析

赵某,男,72岁,工人,因急性心肌梗死入院。当天,患者家属来到医生办公室。询问病情,并向医生提出了转院的要求。

患者家属:"大夫,我爸的病情怎么样?"

医生:"诊断是急性心肌梗死,病情很重。"

患者家属:"能治好吗?"

医生:"我们会尽力的,现正在积极观察治疗中。"

患者家属:"我是想了解有你们医院有没有把握治好。"

医生:"哦,是这样,急性心肌梗死发病急,突发性强,危险性高,如果梗死范围不进一步扩大,不出现并发症的话,应该是很有希望的。"

患者家属:"只是有希望,我们心里还是没底,转上级医院行吗?"

医生:"我们很理解您的心情,这种病是不适合转院的,因为在转院的途中老人需要抬动身体,还有路况的颠簸,病情有加重的危险。"

患者家属:"转院和不转院都很危险,这可怎么办呢?我们还是希望转院。"

医生:"转院与否,最终还是由你们家属来定,我们就是希望老人的风险能够降到最低。我们医院经常接诊您父亲这样的患者，累计已经治愈了1 000多例患者了，我们科里的医生都有三甲医院心脏内科进修经历，对急性心肌梗死的治疗有相当丰富的专业经验。"

患者家属："哦，是这样啊！"

医生："从病情来看，转院是不合适的，风险性极高。如果你决定转院的话，是可以的，需要签转院申请单，我们会全力护送。如果不转院，我们也会全力救治的，请您权衡利弊，谨慎决定。"

患者家属："好的，那我们就不转院了，安心在这里治疗！"

评析：

医方有维护患者的利益、依法提供医疗服务的义务。该案例中，医生耐心细致地讲述病情，让患者家属了解了转院的风险，尽到了应尽的义务。

第三节　医疗法律责任

医疗机构或患者因违反医疗法律关系中权利义务规定而应承担的不利法律后果，就是医疗法律责任。在诊疗活动中，并非所有组织和个人都能够做到遵守法律，这使得人们在权利的实现过程中不得不面临障碍。为此，需要用法律来保障自己的合法权益。医患双方重视运用法律武器来维权，也是督促对方认真履行义务的一种方式。

在医疗纠纷中，当医患之间存在医疗合同时，医疗损害行为既因为没有适当履行合同义务而构成了违约责任，也因为侵害了患者的生命权、健康权而构成侵权责任。

一、医疗违约责任

《民法典》规定：当事人一方不履行合同义务或者履行合同义务不符合约定，应当承担继续履行采取补救措施或者赔偿损失等违约责任。例如，患方在就医过程中，签署《住院病人须知》《手术同意书》等文件，就表明医院向患者作出了承诺，医院就有义务按照约定向其提供服务，若医方没有按约定方案实施诊治，给患者造成损害的，就应该承担违约责任。

医疗违约大体分为以下几种类型：①不履行医方合同义务：又分为不能履行医方义务和不履行医方义务，医疗工作中常见的不能履行指医方明知自己不具备诊疗该种疾病的能力而与患者签订医疗服务合同导致不能履行，不履行指医方具备诊疗该种疾病的能力，因担心患者不支付医疗费用而拒绝为其提供诊疗服务。②履行延迟：是指医方不按照规定或者医患双方约定的期限履行义务，如医院没有正当理由不及时为患者安排手术等诊疗服务。③不适当履行：是指医方虽然履行了义务，但履行的义务不符合法律规定或者合同的约定，如医方没有尽全责导致患者疾病未能完全治愈，造成患者医疗费用的浪费甚至是身心的伤害。

实践中，患方若违反合同规定义务，也应承担相应的法律责任。例如，患方不交或故意拖欠医疗费，医疗机构也可以要求患方承担违约责任。

二、医疗侵权责任

《民法典》关于医疗损害责任的内容规定，患者在诊疗活动中受到损害，医疗机构或者其医务人员有过错的，由医疗机构承担赔偿责任。

1. 医务人员在诊疗活动中应当向患者说明病情和医疗措施。需要实施手术、特殊检查、特殊治疗的，医务人员应当及时向患者具体说明医疗风险、替代医疗方案等情况，并取得其明确同意；不能或者不宜向患者说明的，应当向患者的近亲属说明，并取得其明确同意。医务人员未尽到前款义务，造成患者损害的，医疗机构应当承担赔偿责任。

2. 因抢救生命垂危的患者等紧急情况，不能取得患者或者其近亲属意见的，经医疗机构负责人或者授权的负责人批准，可以立即实施相应的医疗措施。

3. 医务人员在诊疗活动中未尽到与当时的医疗水平相应的诊疗义务，造成患者损害的，医疗机构应当承担赔偿责任。

4. 患者在诊疗活动中受到损害，有下列情形之一的，推定医疗机构有过错：①违反法律、行政法规、规章以及其他有关诊疗规范的规定；②隐匿或者拒绝提供与纠纷有关的病历资料；③遗失、伪造、篡改或者违法销毁病历资料。

5. 因药品、消毒产品、医疗器械的缺陷，或者输入不合格的血液造成患者损害的，患者可以向药品上市许可持有人、生产者、血液提供机构请求赔偿，也可以向医疗机构请求赔偿。患者向医疗机构请求赔偿的，医疗机构赔偿后，有权向负有责任的药品上市许可持有人、生产者、血液提供机构追偿。

6. 患者在诊疗活动中受到损害，有下列情形之一的，医疗机构不承担赔偿责任：①患者或者其近亲属不配合医疗机构进行符合诊疗规范的诊疗；②医务人员在抢救生命垂危的患者等紧急情况下已经尽到合理诊疗义务；③限于当时的医疗水平难以诊疗。前款第一项情形中，医疗机构或者其医务人员也有过错的，应当承担相应的赔偿责任。

7. 医疗机构及其医务人员应当按照规定填写并妥善保管住院日志、医嘱单、检验报告、手术及麻醉记录、病理资料、护理记录等病历资料。患者要求查阅、复制前款规定的病历资料的，医疗机构应当及时提供。

8. 医疗机构及其医务人员应当对患者的隐私和个人信息保密。泄露患者的隐私和个人信息，或者未经患者同意公开其病历资料的，应当承担侵权责任。

9. 医疗机构及其医务人员不得违反诊疗规范实施不必要的检查。

10. 医疗机构及其医务人员的合法权益受法律保护。干扰医疗秩序，妨碍医务人员工作、生活，侵害医务人员合法权益的，应当依法承担法律责任。

本章小结

医患的权利与义务内容是医患关系的核心部分，因此，分清双方的权利义务，能够加强医患双方的理解和沟通，较好地防范医疗纠纷的发生，从而建立融洽和谐的医患关系。

承担医疗法律责任的形式有违约责任和侵权责任。

（韩景新）

扫一扫，测一测

思考题

1. 医疗法律关系的构成要件有哪些？
2. 请举例说明患者有哪些权利？
3. 医疗法律关系分哪几种类型？哪种类型是最基础的法律关系？

第四章　医患沟通的实施

04章课件

学习目标

1. 掌握：建立良好医患关系的沟通方法；医方与患方之间的沟通内容及方法。
2. 熟悉：医患沟通的基本原则及影响因素；医方内部的沟通内容及方法。
3. 了解：沟通目标的建立；医患沟通的考评内容；医方与新闻媒体的沟通方法。
4. 能分析医患沟通中存在的问题并进行有效的沟通。
5. 学会培养医患沟通意识并提高医患沟通的实施能力。

　　医患沟通的实施是指在医疗工作中，通过医方与患方积极主动的沟通，实现以患者健康为中心的工作目标。良好的沟通是提高医疗质量、保障医疗安全、减少医疗纠纷、构建和谐医患关系的基本要素和重要因素。实际上，医患沟通包含了医患双方两大社会关系之间的沟通，在医疗活动的社会层面上医患双方代表着不同的社会角色在发生联系，也常会受到社会环境的制约和影响。

导入案例

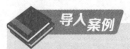

有效沟通能促进医患和谐

　　女患者，38 岁，因"类风湿关节炎"住院治疗。入院时患者心情焦虑、情绪低落，甚至怀疑自己的病根本就好不了，拒绝接受治疗，也对医院及医生充满排斥和怀疑。主治医师意识到必须先和患者进行沟通，经耐心地询问病情后，抬头看着患者的眼睛说："您的病情我已认真了解，您康复的机会比较大。近几年对类风湿关节炎治疗的研究取得了很大的进展，康复的案例越来越多。现在医学这么发达，您只要坚持治疗就能收到效果的。请放松心态，家人在您生病的时候，从未想过放弃您，您自己不能没信心啊！"听了医生体贴的话语，患者泪光闪烁，看看背后的家人，坚定地说："医生，我配合治疗！我也想好起来。"经过住院治疗 15 天，患者症状明显好转。出院后患者根据医嘱坚持系统规范用药治疗，适当功能锻炼，至今未复发。

　　讨论：1. 在上述案例中，你有何感悟？
　　　　　2. 你对主治医师与患者之间的沟通有何评价？
　　　　　3. 积极有效的医患沟通在构建和谐医患关系中有何作用？

第一节 医患沟通的基本原理

一、医患沟通的基本原则

（一）真诚原则

医患之间应该真诚相处，没有隔阂。要相互信任，医务人员一定要赢得患者的信任，信任在治疗中发挥着重要作用，它决定着患者能否与医务人员很好地配合。作为患者也应该信任医务人员，这是对医务人员的尊重，也是确保治疗效果的需要。医务人员一旦对患者作出承诺就要认真去做，这样才能取信于患者。医生对患者要有高度的责任心，患者同样要对自己的疾病负责，患者应该与医生共同承担起治病的责任。

医务人员在与患者沟通时要表达自己对于患者的关心，积极为患者寻求最好的治疗方法，让患者及其家属体会到医疗机构及医务人员的重视，感受到医务人员的真诚。

（二）共情原则

医务人员在与患者及其家属沟通的时候，要有同情心。医务人员只有对患者有同情心，才能和患者有共同语言，从而与患者进行有效沟通。要设身处地站在患者的立场上去考虑问题，有些事情在医务人员眼里是极小的事，但患者及其家属可能认为是大事。所以，医患沟通时，要尽可能地换位思考。

（三）平等原则

平等是医患双方沟通的前提。患者首先是一个平等的社会人，然后才是一个需要帮助的人。传统的医患关系是以医生为主导，医方往往有一种凌驾于患者之上的优越感，这会影响到医患关系。虽然在医患沟通中具有医患角色的不对称性，但是医患双方是平等的，都拥有人的尊严，需要同情、理解和尊重，所以，新型的医患关系必须以平等作为前提。

（四）整体原则

根据生物 - 心理 - 社会医学模式，患者不仅是一个身心统一的整体，而且身心是相关的。发病的原因中既有生物学因素，也有心理社会因素。所以在医患沟通中，医务人员就应从整体出发，不但要考虑人的自然属性，还要考虑人的社会属性，要把患者看成是身心统一的社会成员，对患者情况全面了解。积极引导与鼓励患者全面客观地描述其症状与感受，同时如实告知疾病带来的其他影响，以便双方全面沟通，从而提供更全面、整体的医疗服务。

（五）详尽原则

医务人员在与患者及其家属沟通时，要把医疗行为的效果、可能发生的并发症、医疗措施的局限性、疾病转归和可能出现的危险性等，详细地告诉患者及其家属，患者及其家属在了解情况后，才能与医务人员共同参与，医患之间才能达到真正的和谐，减少医疗纠纷。

（六）保密原则

在整个诊疗过程中，常涉及患者的隐私，医务人员应该充分恪守职业道德，严格为患者保密，而不应嘲笑、歧视患者。一旦医务人员对患者的隐私显示出鄙视、不屑的神情，会严重损伤患者的自尊心，从而影响医患关系。

（七）共同参与原则

医患沟通的终极目标是帮助患者诊治疾病，维护和促进健康。由于大多数疾病的发病、治疗、转归、康复都和患者的心理社会因素关系密切，所以在整个医疗服务过程中，医务人员都应该让患者共同参与，发挥患者的主观能动性。此外，可根据患者的综合情况，如疾病、家庭、社会经济等因素，设计多种诊疗方案，向患者及家属进行较全面的介绍，让其积极参与治疗方案的选择。

二、影响医患沟通的因素

（一）医务人员方面的原因

1. 不重视沟通 一些临床医务人员对医患沟通的重要性缺乏认识或认识不足，较少与患者进行沟通,因为忙于具体的诊疗操作或医疗文书的书写,不愿花费时间对患者进行解释,导致患者对自己的病情预后、所采取诊疗措施的目的和意义不了解,难以与医务人员建立良好的信任关系。其次,沟通不及时,存在明显的滞后现象,往往在医疗风险已经出现时才与患方沟通,造成患方的不理解或拒绝接受现实。

2.不注意倾听　如果医务人员在沟通过程中不注意倾听患者的主诉,打断患者的叙述,这样会妨碍对患者情况的掌握,而且会导致许多重要信息的遗失。有的医务人员还经常采取单向沟通而非双向沟通方式,即不注意听取患者的反馈,不了解患者究竟是否理解医务人员所传递的信息。

3.沟通时采用不合适的语言

(1)语言简单粗暴:部分医务人员尚未完全转变服务观念,在与患者沟通时用居高临下的态度说话,或医务人员对患者用词不当、词不达意及使用否定、指责、厌烦话语使患者在心理上产生反感,影响沟通效果。比如,患者最不喜欢医生说的话是:"不知道,问别人去。""不懂不要问。"等。

(2)使用专业术语:有的医务人员因为忽视大多数患者并不具备相应的医学专业知识的现实,有的医务人员因为不擅长用浅显通俗的语言对疾病进行解释,有的医务人员为了防止患者追问太多的问题,于是在医患沟通中运用专业的术语。比如,把"小便"称为"排空",让患者感到疑惑不解。

4.沟通态度不正确　态度在医患沟通中起着决定性的作用,有的医生态度冷淡,采用命令的态度,诊疗不做解释,对患者没耐心、傲慢、生硬,不理睬患者提出的问题,让患者感到不平等。如:"你怎么才来看病?""老问什么,听你的还是听我的?""你是医生还是我是医生?""你别说那么多,我没时间听……"

沟通态度主要表现在以下方面:

(1)采用防卫性沟通:因为医患关系紧张,医生担心引发医疗纠纷,所以先把自己保护起来,进行防卫性的沟通。比如:"我推荐的药你不吃,后果自负"。

(2)夸大疗效或对不良预后估计不足:目前医疗技术水平的发展与患者对医疗结果的期望之间还存在一定差距,同时社会对医疗行为的特殊性缺乏应有的认同。在这种情况下,医生在向患者交代疗效及预后时更应客观。有的医生为了取得患者的信任而夸大疗效或对不良预后估计不足,导致患者对医疗行为的期望值过高。

5.带着负性情绪沟通　医务人员也常会因为工作压力大等原因导致情绪焦虑、抑郁、愤怒等,当带着这样的负性情绪与患者进行沟通时,显然也会对医患沟通的有效性产生消极的影响。

(二)患者方面的原因

1.期望值过高　有不少患者认为到了医院就是进了保险箱,医院有义务、更应该有能力医治好自己的疾病。医疗工作是一项高技术、高风险、高责任的工作,水平再高的医生也不能包治百病,人才和设备再优越的医院也不是保险箱。患者及家属对医疗工作的特殊性缺乏了解,对医学知识一知半解,导致期望值过高。

2.过强的自我保护意识　有患方在诊疗过程中采取先入为主,稍有不妥即持怀疑或对立的态度。对医务人员存有戒备心理,如对医务人员的谈话和诊疗措施进行录音或拍摄,一旦诊治中发生意外,患者以为手中也就有了"证据",可以告医方,以为掌握了主动权。这种对医务人员不信任的态度会阻碍有效的医患沟通。

3.严重的负性情绪　生病作为一个严重的负性生活事件,会使患者产生严重的心理应激反应,导致焦虑、恐惧、抑郁、愤怒、悲伤、易激惹等负性情绪。患者处在这样的负性情绪状态时,注意力难以集中,记忆力下降,其获取信息的能力就会受到影响,信息也难以保留,从而影响医患沟通的结果。

4.缺乏医学知识　绝大多数患者缺乏医学专业知识,对自己所患疾病的发病原因、治疗方法、手术治疗方法等几乎一无所知,因此,会对医务人员所表达的信息难以理解。

5.对症状和病史的态度　患者与医生对症状的反应往往存在很大的差别,患者往往更关注影响自己的疼痛和难受等症状,而医生则更关心疾病本身,因此,患者在就诊时所提供的病史和症状有部分可能是错误的。此外,有些患者会因为觉得某些病史或健康习惯难以启齿,从而对医务人员进行隐瞒。

视频:良好
的医患沟通
能帮助患者
战胜疾病

第二节 医方与患方之间的沟通

医方运用灵活的沟通技巧，与患方进行有效的沟通，是构建和谐医疗环境的重要环节。在医疗服务中，医患之间是通过具体的健康问题或疾病发生联系的，患者因健康问题或病痛来医疗服务机构寻求帮助，医务人员通过专业技术帮助患者减轻或解除病痛，双方通过治病的方式以达到解除患者身心病痛的共同目标，建立起特定而具体的联系，这种特定关系必然会受到医患双方各自的认识水平与主观感受、现实状况与预期目标、人文关怀与经济支持、生活背景与社会环境等多种因素的影响，致使医患双方在面临共同目标时可能存在认知与感受、理解与期望、表达与支持等方面的偏差，这些偏差是引发医疗纠纷的主要根源。医患沟通既要关注患者存在的健康问题及病痛，还要关注影响健康与疾病的相关因素，如患者的生理、心理、知识、经济、期望、需要、环境、社会支持等方面的因素。因此，医患沟通的主要目的就是尽可能地减少或消除这些偏差，为患者提供优质高效的医疗服务。

一、沟通目标的建立与实施

医患之间要进行有效沟通，主要从建立医患沟通的实施目标、把握医患沟通的实施内容、掌握医患沟通的实施要求、做好医患沟通的实施评价等方面着手。

（一）医患沟通的实施目标

医患沟通的实施旨在树立医方现代人文精神，升华医学道德水平，强化医学人文素养，提高医疗服务质量，掌握医患沟通应用技能，充实患方的医学常识，构建良好的医患信任与合作关系，共同战胜疾病与促进健康，共同维护医患双方合法权益，促进人类身心健康和社会文明进步。

医患沟通的实施就是通过完善医患沟通制度和投诉处理制度，及时受理和处理患方投诉，定期收集患方的意见和建议，不断改进医疗服务工作。通过医患沟通，主动营造尊重患者想法、倾听患者声音以及人性化服务的良好氛围，尊重和维护患者的知情权、选择权，采取多层次、多视角、全方位的立体沟通，增进医患间的相互理解和能动合作，有效预防和减少医患纠纷，提升患方对医方的信任度和满意度，努力构建和谐合作、互尊互信的新型医患关系。实施医患沟通的基本目标是建立信任、互通信息、相互理解、和谐合作（图4-1）。

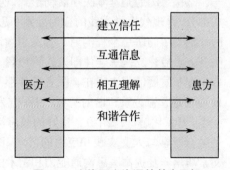

图4-1 实施医患沟通的基本目标

1. 建立信任 ①主动关心患者，使其感受到医务人员的热情和认真负责的态度，感到自己被重视；②恰当安慰患者，消除其紧张情绪，使其感受到医务人员传递的温暖，感到有安全感；③积极鼓励患者，调动其主观能动性，增强战胜疾病的信心和决心。

2. 互通信息 ①耐心细致地询问病史与体格检查，获得准确的病情信息；②告知诊断和治疗思路，让患者了解诊断过程、治疗原则和注意事项，能够理智地接受或选择医务人员提供的诊疗手段；③争取患者的配合，让患者增强遵从医嘱的信心，愿意接受或选择医务人员提供的医疗服务及行为改变上的建议。

3. 相互理解 ①及时进行科普教育，让患者了解医学知识和患病情况，了解治病需要的过程和时间；②让患者能够以科学的态度看问题，正确了解自身病情、面临的疾病威胁和诊疗风险，能够接受医疗风险需要医患双方共同承担，正确对待疾病预后，降低对治疗的过高期望值；③让患者明白医务人员的应对措施，感受到医务人员的热情和责任心，了解可能的风险和医方的努力，体会医务人员所做的一切都是为患者着想。

4. 和谐合作 ①促进医患关系和谐，让患者感受到尊重和权益保护，能够及时了解和接受医务人员提供的相关诊疗信息及医学保健知识；②促进医患诚信合作，设身处地地为患者着想，促进合作与伙伴关系，协同保证诊疗计划的顺利实施；③提高医疗服务质量，提高诊断准确性、治疗效率和医疗服务效果。

（二）医患沟通的实施内容

根据现代医疗服务的现状、特点和要求，医患沟通的实施内容主要包括关怀沟通和诊疗沟通。

1. 关怀沟通　医患沟通的实施注重医学人文关怀。

（1）思想沟通：通过医患间的思想与意见沟通，增进相互尊重与理解，共同维护双方的合法权益。①耐心听取患者的意见和建议，及时改进服务工作；②耐心回答患者提出的问题，增强患者对疾病治疗的信心；③医患双方需要沟通相关具体的重要信息。医务人员提出相关诊治方案和处理建议供患者选择，要积极主动维护患者的知情同意权和参与权，尊重患者的选择。

（2）情感沟通：通过良好的沟通和服务把医务人员的人性关爱传递给患者，让患者感受到人格的尊重与人情温暖，感受到医方的诚意与负责态度。①医务人员要根据患者的情绪变化，分析其原因，通过沟通把关心和仁爱及时传达给患者，让患者得到更多的鼓励和支持，增强战胜疾病的信心和决心，减轻医方的心理压力；②医务人员以真诚的态度和良好的职业素养对待患者，尊重、同情、关心患者，能够增强患者的信任感和认同感，增进医患相互理解，以真心换真情，达到情感沟通的目的，这是建立有效沟通的前提；③医务人员对部分特殊病例或出院患者，保持适当的联系及访问，体现医务人员对患者的关爱之情，架起医患沟通的桥梁，拉近医患之间的距离。

2. 诊疗沟通　诊疗沟通是医患沟通的主要内容，每次沟通都应在病历中有详细的沟通记录，重要的沟通内容将以书面形式固定下来，主要包括：①诊疗方案的沟通，医生以认真负责的态度和精湛的医疗技术，做出正确诊断，制订合理的治疗方案；②诊疗过程的沟通，根据患者的病情和心理需求，要注意沟通内容的层次性；③机体状态综合评估，让患者了解病情转归与预后评估情况、潜在的危险或可能的意外，增强患者心理承受能力。

（三）医患沟通的实施要求

1. 提高认知　实施医患沟通，首先要更新理念，树立正确的指导思想，即以人为本，践行医学宗旨。医患沟通的实施是树立医学为患者服务、医学与人文融通的实践理念，以适应现代医学的要求和社会发展的需要。同时，要强化五个思想认识，有益于医疗服务中医患沟通的实施。

（1）更新理念：①医患沟通体现医疗服务的人文元素，医疗服务是科技与人文的行为。医患沟通是医学与人文融合的平台，是医疗服务中人文精神的全面体现，是直接影响医疗服务质量的关键之一。②医患沟通是基本医疗活动形式，医患沟通涵盖了医疗活动过程的各个环节，是医疗工作重要组成部分，是现代医学实践的行为准则和思维方式。医疗工作要实施人性化的优质诊疗服务，就应落实医疗活动中的医患全程沟通。③医患沟通的认知核心是医患一体，医患沟通的实质是人与人的沟通，医务人员应建立医患一体即人人皆患者、人人皆医者的思想认识。医者维护人的生命健康，患者是医者生存和发展的根本所在。医者患者都是人，医患沟通就是人与人的理解与信任、尊重与合作。④有效沟通是医患关系和谐的基石，以医方为主导，以患者为中心，以医患沟通为桥梁重建医患信任合作关系，善意化解医患纠纷。良好的医患沟通是探索医患关系中不和谐问题的解决途径。⑤医患沟通是融合医学与人文实践和应用的艺术，医患沟通是彰显医魂、传送爱心的过程，是职业道德教育、人文素质培养及提高医患沟通能力和艺术的应用课程。

（2）畅通渠道：医患沟通的成功实施，需要双方都要遵循医学科学的客观规律，共同努力才能实现相互真正的理解。患方作为医患沟通的主体一方，首先必须建立"医患一体，尊重医学"的思想认识。患方具有新的沟通理念及正确的沟通态度，并掌握适当的沟通技巧，有助于医患沟通的顺利实施，也有助于患者顺利接受诊疗，减少医患纠纷。因此，患方沟通观念的更新势在必行。主要通过以下渠道：①大众媒介舆论宣传，针对当前医患沟通中普遍存在的认知问题，通过大众媒介加强对医患沟通的重要性与技巧等知识的宣传，理性传达医学科学信息，因其客观的立场和积极舆论导向作用，能使医患沟通的理念和要求得到宣传，可以收到较好的效果。②开展健康教育活动，针对患方的实际需要，采用专题讲座、宣传板报、健康家园活动、个别会谈等多种方式，积极开展相关健康教育指导活动。可把医患沟通作为讲座内容，指导患者如何表达感受、陈述病情、明确关注问题及提问等，形象生动地将沟通理念和沟通技巧传递给患者。③发放知识宣传资料，精心制作医患沟通知识宣传资料，发放给每位门诊患者、住院患者及其家属。设计宣传资料的内容简洁明了、通俗易懂、形象生动，能起到较好的教育效果。④搭建信息服务平台，搭建平台畅通医患沟通渠道是实现有效医患沟通的重要前提。建立医患沟通信息服务平台，加强沟通重塑医患互信。建立畅通便捷的投诉处理渠道，推出服务便民举措，如设立现场投诉处或意见箱(簿)、开通网上投诉信箱或信息服务热线、公布投诉管理部门及联系方式、开展满意度调查或志愿者爱心服务等，多渠道收集患方及社会各界的意见，逐步实现医患沟通的目的。⑤定期组织沟通座谈：定期组织召开医患沟通座谈会，采取面对面的方式强化沟通理念和技巧。如建立每月召开一次医患沟通座谈会制度，每次可通过随机抽取的形式产生参会者，听取患者真实的意见和建议，加强医患间的了解与沟通，能起到真实有效的教育效果。

2. 转换模式　医患沟通的实施模式应契合医患双方的需要，以患者为中心，医方为主导，构建医方主动示善 - 医方用心倾听 - 医患有效交流 - 医患和谐合作的全方位服务模式。

(1)医方主动示善：医疗服务中，医务人员要根据不同患者情况而选择适当的肢体语言和口头语言，向患方主动并有效表达善意。沟通时，动作得体，语言亲和，安慰合适，态度真诚，让患方能够感受到诚意、尊重、温馨及安全的氛围。适当的肢体动作、表情等非语言沟通，能有效直接表达出医务人员对患者的真诚负责的态度。

(2)医方用心倾听：了解患者信息主要通过倾听，要求医务人员全神贯注接收患者全面信息，不随意打断患者诉说，准确理解并掌握患者重要信息。

(3)医患有效交流：医患谈话是医患沟通的主要环节，需要根据不同的患者综合运用谈话技能。如关键信息及时确认，要点及时反馈；说话应有"弹性"，语言通俗易懂；讨论选择治疗方案，适度引导并尊重患方选择；多用鼓励和安抚语言，多给予患者鼓励和支持等。

(4)医患和谐合作：通过有效沟通，医患双方建立互信关系，达成共同意向或决定，医方在患方能动配合下，以负责的行为和主导的姿态实施医疗服务。

3. 掌握方法

(1)注意时机：准确把握沟通时机，主要应在五个时间点上实施医患沟通。①入院前的情感沟通：医务人员在门诊接诊患者时实行首诊负责制，对患者进行处置的同时应与其沟通，告知各种医疗处置的目的，争取患者的信任与理解，将沟通的关键内容记录在门诊病历上，由患者或家属签字。②入院时的初步沟通：医务人员在接收患者入院时，应在首次病程记录完成之前即主动与患者进行初步沟通。医务人员应主动与患者打招呼，向患者介绍自己姓名，态度要热情、诚恳，了解患者情况并告知住院诊疗程序，消除患者紧张情绪，帮助患者尽快适应角色转换。③入院三日内的有效沟通：医务人员在患者入院三日内应与患者进行有效沟通，重点是信息沟通，及时告知患者病情诊治信息，耐心回答者提出的有关问题。④住院期间的针对性沟通：根据患者的不同情况变化，医务人员应在每天查房时、查房后与患者进行针对性沟通，及时向患者明确告知相关信息，听取患者的意见，解答患者疑问，及时消除患方不良情绪对诊疗造成的不利影响，必要时征得患方知情同意并在沟通情况记录上签字确认。应随时留意患者及家属的思想动态，及时发现矛盾或纠纷苗头，进行耐心细致的疏导，必要时向上级有关部门报告，制订并启动应急处理预案。⑤出院时的关怀沟通：患者出院时，医务人员应与患者进行关怀沟通，向患者告知出院注意事项，耐心听取患方对医方诊疗服务的建议与意见，必要时随访。

(2)注意方式：医患沟通实施过程中，医务人员应根据患方的实际情况灵活运用沟通方式，并做好沟通内容记录。①床旁沟通：如首次沟通时，医务人员应态度热情，安慰患者卧床休息；每天查房或巡视时，询问患者情况，鼓励与安慰患者，耐心告知患者有关信息，解答患者疑问，争取患方的理解和信任，同时表达对患方的关怀与重视。②分级沟通：医患沟通时，注意把握沟通内容的层次性。应根据患者病情的轻重、复杂程度、预后情况、文化程度和需求不同等，由不同级别的医务人员采取不同方式进行沟通。如已出现纠纷的苗头，可采取重点预防沟通；对危重、疑难症患者，或治疗效果不佳、治疗风险较大及预后不良的患者，可采取重点协调沟通，必要时可签订医疗协议书。③集中沟通：对常见病、多发病、季节性疾病等，由病区组织召开患者及家属会议，采取集中沟通，注意做好沟通会前准备、会中记录和会后反馈。④访视沟通：对已出院的患者，可采取电话访视、登门拜访或预约门诊的方式进行沟通，延伸关怀服务，增进医患情感。

(3)注意策略：医患沟通的策略是多方面的，根据患方具体实际情况不同，因人而异，灵活运用。①预防性沟通：医疗活动过程中，如发现有可能出现问题或矛盾苗头的患者，主要采取预防为主的方法，将其作为重点沟通对象，根据其具体的要求有针对性地进行预防性沟通。②变换沟通：如住院医生与患者沟通出现困难或障碍，或双方情绪激动时，应立即更换其他医务人员与患者进行沟通；如发现患者可能存在心理问题时，可提出并建议心理医生会诊或介入沟通。③书面性沟通：对需要进行某些特殊检查、治疗、重大手术的患者，不配合或不理解医疗行为的患者或家属，或一些特殊的患者，如丧失语言能力、新生儿，应采用书面形式进行沟通。④集体性沟通：如下级医生对患者所患某种疾病的解释不肯定时，应先请示上级医师或与上级医师共同与患者进行集体沟通，可达到事半功倍的效果。⑤协调性沟通：对患者疾病诊断不明或病情恶化时，医务人员在沟通前应先进行集体讨论，统一认识后由上级医师对家属进行解释，避免使患者产生疑虑的心理；如对特殊重大事件，包括特殊患者、突发成批伤员、意外事件等，应及时向有关部门汇报，必要时经医生、护士、专家、院领导集体讨论后再进行沟通，避免因医方意见不统一而导致患方的不信任；在紧急情况下，可由在场最高职称的医师进行沟通。⑥实物性沟通：利用人体解剖图谱或实物标本对照讲解，以强化患者的感官认识，有助于患者对诊疗过程的理解与支持。某些疾病，口头和书面沟通都困难，辅之以实物或影视资料沟通效果好。如先天性心脏病患者，医生利用心脏模型或图谱，用通俗的语言结合画图进行讲解，患者能形象地了解疾病部位及如何进行手术修补等，便于达到沟通效果。⑦保护性沟通：根据患者的不同情况，可采取直接或间接沟通。在患者病情、心理承受能力允许的情况下，可直接与其沟通；反之，则采取保护性措施，与亲属或委托人进行沟通，以达到沟通目的。其基本原则是有利于保护患者身心，有利于亲属配合，有利于实施医疗服务。

4. 提高技能　医务人员应高度重视沟通技能的培养，准确掌握沟通技能要点，不断提高医患沟通能力。

（1）注重态度：沟通时，医务人员应本着以患者为中心的服务理念和尊重、同情、耐心、仁爱、诚信的原则，热情主动接待患者，尊重患者，耐心倾听患者的倾诉，同情患者身受的病痛，有愿为患者倾注仁心、奉献爱心及诚信负责的态度，用真心服务患者，用细节感动患者。

（2）精心准备：沟通前要精心做好准备，掌握沟通的七个要素，即：①确定问题，针对存在的问题进行沟通；②确定目标，明确自己要达到的具体沟通目标；③确定对象，准备找谁沟通；④确定时间，把握沟通的最佳时机；⑤确定场合，把握沟通的最佳场合；⑥确定方式，宜采取何种沟通方式（面谈或书面等）；⑦确定内容，将沟通内容履行书面手续，并表示重视与确认。

（3）注重倾听：注意把握两个技巧，即用心倾听和恰当告知。用心倾听患者述说，尽量让患者得到倾诉及宣泄；主动告知或说明情况，及时对患者的病情做出恰当合理的解释及说明，并对患者表示同情和理解。

（4）关注整体：①主动关心患者，及时掌握患者的病情动态、治疗情况和检查结果，了解患者的医疗费用情况，关注患者文化背景、心理状况、社会支持等社会心理因素，与患方进行理智沟通、耐心沟通、提前沟通、有效沟通。②及时关注反应，沟通过程中要随机应变，学会角色转换，关注患者情绪状态及对沟通的感受，关注患者对病情的认知程度和对沟通的期望值；同时，医务人员也要注意调整好自己的情绪反应，学会自我控制。

（5）注意细节：沟通从心开始。沟通过程中应真诚关心患者，了解患者心理，注意沟通细节。①注重自身形象，医务人员应给患者留下能依靠、可信赖的良好印象，有助于沟通的效果；②适当运用非语言沟通，非语言沟通的真实性更强，注重目光、表情、手势等配合使用，如用微笑、注视、点头等对患者表达安慰和鼓励；手术前和患者握个手，冬天测血压时用手捂热听诊器，帮患者盖好被子等，体现细微关怀，增加亲切感；③注意运用语言沟通，要多鼓励，多解释，多用安慰性、鼓励性、劝说性及积极暗示性等有助于建立患者信任的语言；注意避免使用易刺激患者情绪的语气和语言，避免压抑患者情绪或刻意改变患者的观点，避免过多使用患者不易听懂的专业词汇，避免强求患方立即接受相关事实和医务人员的意见或观点。

（6）准确记录：每次沟通都应及时、详细记录，记录的内容包括：沟通的时间、地点，参加的医务人员及患者或家属姓名，沟通的实际内容、沟通结果等，在记录的结尾处应由患者或家属签署意见并签名，最后由参加沟通的医务人员签名。每一份病历中应有四次以上有实质内容的沟通记录，形成沟通书面信息资料并有效地保存，有利于保护医患双方的合法权益。

（四）医患沟通的实施评价

有效的医患沟通是提高医疗服务质量、保障医疗服务安全的必要条件。医疗机构建立和完善医患沟通评价制度，有助于对医患沟通实施动态管理，及时干预和调整不合理的沟通形式，有效达到医患沟通的实施目标。

1. 评价原则 医患沟通的实施评价应遵循有效果沟通、有效率沟通和人性化沟通的原则，强调沟通目标是否明确、沟通时机是否准确、沟通是否人性化。衡量医患沟通的实施是否成功，关键在于是否高质有效达到医患沟通实施目标。

2. 评价内容 医患沟通的实施评价主要分为三个方面。

（1）医方与患方沟通：医方与患者本人及家属的沟通是实施评价的核心，如患者及家属对疾病诊疗的知情程度，自主抉择与意愿表达的满意程度，对医疗服务与医疗收费的认可程度，对医疗质量与病痛解除的满足程度，医疗纠纷的发生概率等。

（2）医方内部沟通：医方内部沟通认识是否到位，沟通渠道是否畅通，医疗讨论、会诊、记录是否及时全面，诊疗检查的信息反馈是否准确及时，医护工作是否配合协调，同事关系是否和谐，医疗管理是否到位，服务效率是否提高等。

（3）医方与社会媒体的沟通：医疗窗口的服务是否公开透明，医疗信息的发布是否及时准确，医方与媒体沟通是否有效，对外沟通渠道是否畅通等。

3. 评价方式 医患沟通的实施将纳入医院质量管理评价体系。

（1）患方评价：建立完善患方满意度评价、反馈及整改体系。采取召开住院患者座谈会、个别访谈、问卷调查等形式，广泛征询听取患者意见，了解医患沟通的实施情况。每月进行患者满意度测评，测评结果及时反馈，并与医方绩效综合目标考核直接挂钩。

（2）综合评价：医患沟通记录作为病历书写的常规内容，纳入医院质量考核体系。①定期检查，医院质量管理部门每月组织对环节病历、终末病历中医患沟通的实施及记录情况进行重点检查，同时进行患者满意度测评；②不定期督查，医院质量管理部门不定期对门诊及临床工作中医患沟通情况进行检查，同时进行问卷调查，听取患者意见。医院质量管理部门综合检查和测评情况，评价实施效果，提出改进意见，要求责任落实到人，改进措施落实到位，并向全院通报。对因没有按要求进行医患沟通或沟通不当，引发投诉或医疗纠纷者，按规定对相关科室或人员进行处理。

二、医方与患者及家属的沟通

医患沟通贯穿于整个医疗活动过程，并在较大程度上影响了医疗服务质量。医患沟通是临床诊疗活动的基础和前提，临床诊疗活动必须由医患双方共同参与完成，医疗服务的成效和质量需建立在良好的医患沟通基础上。患者的期望与家属的态度会明显影响患方与医方的关系及诊疗活动的依从性，从而影响医患关系和医疗质量。因此医务人员要加强与患者及家属之间的有效沟通。

（一）医方与患者的沟通

患者是病痛的受害者和承受者，是疾病的客体，是医患沟通的主体。患者希望对自己的健康状况、治疗目的、用药理由、预后情况及不良反应等有更多的了解，医务人员对患者的病因了解、体格检查、辅助检查、病情诊断及治疗等均需要在良好医患沟通的基础上得以落实。在实施临床诊疗中通过医患沟通，医务人员将自己对疾病的专业认知和治疗经验等通过语言或非语言的形式传输给患者，患者将对这种医疗信息的理解作为心理感受和生理反应反馈给医务人员，通过传输与反馈循环贯穿于整个医疗活动过程中，直接影响医疗服务效果。医患沟通中应准确掌握患者疾病的性质与严重程度、心理应激水平与危机程度以及社会支持系统情况等方面的信息资料。

1. 患者疾病的性质与严重程度 在临床医疗活动中应根据患者疾病的性质和严重程度不同，灵活采用适当的医患沟通方式。

（1）主动-被动型模式的医患沟通：临床上对于某些急性或危重型疾病患者、婴幼儿或瘫痪患者、精神病等特殊患者，医患关系属于主动-被动型模式，医方处于主动位置，患者处于被动位置，但患者家属的态度将决定医患关系和医疗措施的实施。因此，此模式沟通的主体是医务人员与患者家属，患者家属的理解支持和积极配合是影响诊疗质量的关键因素。沟通的主要内容包括：

1) 掌握患者的详细信息：①患者的基本资料信息，如姓名、年龄、婚姻、职业、教育、家属及供述人与患者的关系；②患者当前健康问题或疾病的发生发展过程、影响因素及危急程度；③患者既往病史及诊疗经过；④患方对医疗的要求、期望与目标；⑤患方对医疗措施的接受与理解能力。

2) 及时向患方提供的信息：①告知患者疾病的性质、危重程度及预后评估等，提供可选择的医疗处理措施或方案；②告知诊疗检查可能存在的风险与医药收费等；③提供可选择的应对措施与风险防范处理建议；④及时给予患者妥善的医疗处理，实施严格规范的医疗操作；⑤给予患者家属心理支持与必要的指导性建议。

（2）指导 - 合作型模式的医患沟通：普通疾病或慢性疾病的患者具有一定的医学常识，患者的配合将在一定程度上影响治疗的预后，目前临床上的医患关系多属于指导 - 合作型模式，医患同处于主动位置，都具有主动性。医务人员对治疗方案或措施提出指导性建议，患者尊重医务人员的决定并主动提出自己的问题与要求，寻求医务人员的解释和帮助。因此，此模式沟通的主体是医务人员与患者，患者的理解与支持是影响预后的重要因素；沟通的主要特点是主动指导并争取患者的理解与家属的配合；沟通的主要内容包括：

1) 掌握患者的详细信息：①患者的基本情况与家庭生活背景信息；②当前健康问题或疾病的发生发展过程、心理活动及影响因素；③既往的心理健康状况及医疗情况；④患者表达的心理期望、对疾病的忧虑与社会支持情况；⑤对可供选择的医疗措施或方案做出的决定，并承担相应的义务与责任的能力。

2) 主动向患者提供的信息：①告知对患者疾病的诊断及可供选择的处理措施或方案建议；②告知帮助减轻或解除患者痛苦的措施并及时反馈患者的病情变化、预后评估及治疗风险；③告知并帮助患者理解进一步处理的建议与策略，尊重患者对诊疗措施或方案的选择；④患者对医疗服务收费与内容的知情与选择，并给予必要的指导与解释；⑤解释患者权益保障，探讨易于接受的沟通方式。

（3）共同参与型模式的医患沟通：反复发作的慢性疾病或康复期患者具有一定的相关医学知识和经验，患者的主动配合在相当程度上决定着疾病的预后，医患关系属于共同参与型模式，医患同处于平等和相互作用的位置，相互需要共同参与。患者对自身疾病以及治疗方法有所了解并有强烈的参与感，医患关系基本建立，医患彼此间有所了解，能够发挥双方的积极性。因此，沟通的主要特点是注意充分调动患者的主动性和能动性，沟通的主要内容包括：

1) 掌握患者的详细信息：①个人基本情况、文化背景与患病背景信息；②既往诊疗经过、疾病的发生发展过程及影响因素；③心理健康状况、生理功能与社会功能缺损状况；④患者对疾病的看法、意愿、社会支持情况及心理承受能力；⑤对可供选择的医疗措施或方案做出的决定，并承担相应的责任与义务的能力。

2) 主动向患者提供的信息：①告知并说明对患者疾病基本情况的判断及预后评估；②提供有效的康复计划建议并指导与督促实施；③告知并说明医疗检查与处理的临床意义和价值、医疗收费与风险评估；④说明心理社会支持的意义与作用，并提供心理行为干预方案建议；⑤介绍患者的权益保障制度和医患沟通方式。

临床上应根据患者的不同病情变化、治疗进展、转归等具体实际情况，灵活采取适当的医患沟通模式，以争取获得最佳疗效为原则，尊重患者的合法权利，调动患方的主观能动性，共同参与疾病的治疗。如对实施抢救的昏迷患者应按主动 - 被动型模式进行沟通；随着患者病情好转，自主能力增强，可逐渐转入指导 - 合作型模式进行沟通，更有利于患者病情的康复和医疗服务活动的实施。

2. 患者心理应激水平与危机程度　患者的健康问题或疾病通常会引发相应的心理应激。患者的心理应激水平，一方面与其本身疾病的性质与严重程度、医疗处理的预后及风险有关，另一方面也与其个性和认知态度、医学应对方式、社会经济支持及医患间信息沟通程度等相关。严重的心理应激通常会引发患者出现紧张焦虑、激惹冲动、恐惧不安、愤怒敌意、抑郁消沉等心理行为问题，并伴随神经系统、呼吸系统、心血管系统、消化系统等多系统的生理功能紊乱，导致患者原有躯体疾病的临床症状复杂化，患者的精神痛苦增加，患者的治疗依从性降低，增加医患沟通难度，甚至容易出现医疗纠纷。因此，医方应对躯体疾病伴有明显心理应激反应的患者特别关注，及时主动给予重点沟

通与心理干预,必要时可请心理医生会诊或介入沟通。患者的心理应激水平和心理危机评估的内容有:

(1)患者对自身疾病的感受、认知态度、情绪反应及行为变化。

(2)患者的日常生活饮食、睡眠、人际沟通等活动变化。

(3)患者及家属对临床诊疗的态度、治疗依从性变化。

(4)患者及家属近期是否存在其他心理应激因素。

以上情况明显影响患者的心理应激水平,突然的、持久的或高水平的心理应激易于诱发心理危机,因而需要及时给予心理干预或心理科会诊。

3.**患者社会支持系统情况** 社会支持是指个体在遭受应激事件或挫折时所能从周围人或组织中获得的精神或物质上的帮助和支持的系统或资源,其主要资源来自于家庭成员、亲戚朋友、工作单位、政府组织等社会各方面。社会支持形式主要包括心理支持、经济支持、物质帮助和直接服务等。良好的社会支持系统有利于患者身心健康,能促进个体对环境和社会的适应,降低应激事件或生活挫折造成的紧张程度;而社会支持资源不足通常可导致个体紧张程度增加,应对能力降低,引发心理危机。医患沟通中需要关注患者的社会支持系统,主要包括:

(1)患者的家庭经济生活水平与医疗保障条件或医疗保险情况。

(2)患者和家庭成员的教育与文化背景、家庭成员间的相互关系,对所患疾病的态度以及患方与医方的沟通是否良好。

(3)患者与家庭外的社会关系包括亲友、同事、工作单位、工会组织、党团机构、政府部门的联系及所能获得的支持情况。

患者及其家庭的医疗保障条件及经济生活水平是直接影响患者能否承受医疗消费及选择何种医疗方案的重要因素,因此临床上应重点关注患者对医疗服务价格的承受能力。根据患者的经济承受能力提出合理、科学、经济的临床诊疗建议,并能获得患者及家属的知情同意与理解。

（二）医方与患者家属的沟通

患者家属是患者社会支持系统中最主要和最重要的组成部分,通常也是患者利益的核心代表和代言人。与患者家属沟通是医患沟通的一个重要途径,尤其是对危重疾病、精神疾病、老年或儿童患者,患者的民事责任能力与民事行为能力削弱时,家属是其法定监护人,通常能直接代表患者做出符合其利益的选择或决定。

1.**医方与患者家属沟通的主要内容**

(1)耐心倾听患者家属的心理愿望、文化背景、家庭情况及对医方服务的需求或意见,尽力满足患者家属的合理要求。

(2)主动告知并解释患者疾病的性质、相关知识、配合要点及照顾建议。

(3)及时告知并说明患者的病情变化、治疗方案、医疗风险及防范措施。

(4)告知并解释医疗服务的内容与收费、医疗措施的意义与价值。

(5)主动告知并解释医患沟通方式、医院医疗管理制度及投诉途径。

2.**医方与患者家属沟通的共性技巧** 医患沟通是极具个性化的沟通艺术,沟通的方式方法应因人而异、因时而定、因情而论,同时也要掌握沟通的共性技巧。

(1)理解心理需求:主动掌握并理解患者家属的主要心理变化与需求。患方最想了解的是患者病情及程度、检查项目、治疗方案、预后、费用等情况,应针对患者家属的心理状态,耐心地进行沟通。

(2)采取悦纳态度:对患者家属提出的要求、询问或质疑,医方都应显示出谦和诚恳的态度,表达友好,心平气和;表述明确,委婉坦诚;讲究方法,灵活应对;合理告知,解释到位;认真负责,实事求是。

(3)谨慎回答预后:医生应实事求是地对患者家属说明患者病情变化状况及预后,并恰当说明医疗服务风险性和不确定性,说话应有"弹性",让患者家属意识到患者病情变化的不确定性以及影响疾病疗效的因素是多方面的。在与患者家属沟通时,尽量不要对患者的病情变化、疾病转归作预测。患方常问医生:"要不要紧?""有没有事?"之类的问题,医生可以就患者当前的情况作客观描述,如"患者目前情况稳定""病情暂时稳定,还需进一步密切观察"等语言回答,不要简单用"不要紧""没关系""没事"之类的语言回答。

（4）注意沟通方式：注意"统与分"结合。"统"即与患者及其家属一起集中沟通；"分"即避开患者，与患者家属分开沟通。与患者沟通时，多用鼓励性和保护性语言，尽量悦纳患者，稳定患者的情绪，树立战胜疾病的信念；与患者家属沟通时，可采取直接沟通方式，如实告知并说明病情，情理交融，诚信相待。

（5）把握沟通方法：做到"有所为，有所不为"。所为一切皆有利于患者康复，余则不为。注意"四多一少"：①多"听"，耐心听患者家属的想法与要求，尽量不要打断或者反驳；②多"做"，认真做好每一项服务工作，不遗漏，有理有据；③多"下"，勤下病房，勤沟通；④多"解释"，及时与患者家属解释病情、治疗及想法；⑤少"指责"，少指责患方不理解或不配合。

（6）重视书面沟通：对于手术同意书、麻醉同意书、输血治疗知情同意书、特殊检查（特殊治疗）同意书、病危（重）通知书的签订，医方沟通不能流于形式，过于简单，注意语言表达技巧，尊重患方的选择和意见，取得患方签署的书面知情同意书方可进行相关医疗活动。

3. 医方与患者家属沟通的具体方法 医方与患者家属进行沟通时可从以下几方面着手：

（1）掌握要素：沟通前应掌握沟通的基本要素和基本原则，言词表达清楚、易于理解、真诚而富有同情心是沟通中的基本要素；应有分寸地把握该说什么，不该说什么，说到什么程度、如何说。

（2）加强沟通：①及时沟通，就诊初期及病情变化之际及时与患者家属沟通，及时向家属介绍患者的病情，耐心解释家属的提问，并提供医疗的选择方案。②每天沟通，每天抽时间向患者家属宣教有关疾病的知识，并告知患者目前的病情、治疗及护理措施，让家属能及时了解患者病情，从而减轻焦虑不安等情绪。可建立住院患者情况一览表，让家属随时可以了解患者的情况。

（3）注意告知：①必要告知，医方应向患者家属介绍医方的技术力量、仪器设备及医疗规章、医护措施等，让其了解患者可能接受的医护措施，逐渐对医方产生信任感并能积极配合医护工作。②收费告知，医方应及时向家属提供每日医疗收费清单，并解释其疑虑。

（4）注意交流：①做好宣教，及时向患者家属介绍相关的医护及营养知识，特别是对病情较危重、恢复缓慢的患者，各项生活护理显得尤为重要，因此应主动向患者家属宣教相关医护保健知识，发放相关健康知识手册，示范相关生活照料操作，如指导如何帮患者翻身、擦身等，并告知其重要性。同时，也能让家属了解护理工作的重要性及烦琐性，能够有效促进相互间的沟通。②定期座谈：定期组织医生、护士与患者家属进行座谈，通过面对面的交谈，了解家属的心理状况和心理需求，缩短相互间的距离，促进相互间的理解。

（5）注重细节：注重与患者家属的非语言沟通，恰当运用沟通方式。①目光交流：目光是传递信息有效的重要途径和方式，可通过目光接触来表达关注、安慰和同情，让患方产生信任感和安全感；②面部表情：友好和会意的微笑能增加医患间的信任感，缩短彼此间的心理距离，传递心理支持，缓解心理压力；③工作节奏：患方常关注医者的工作节奏，从中获取对患者的治疗信息。医者工作时有条不紊、忙而不乱、沉着镇静的态度能向家属传递安全、可靠、信任的信息。

对话技巧评析

患者家属："大夫，我父亲的肺癌病理检查报告出来了，还能活多久？"

医生："只要按时吃药积极配合治疗，保持心情愉快，患者的病情还是可以控制的，10% 的患者能生存超过两年，不要失去信心。"

评析：

如果医生的对话过于直接，给患者判了"死缓"，家属一时难以接受；医生讲究对话技巧，回答委婉，在治疗上留有余地，让家属有思想准备，并且帮助患者想办法，让家属感到很亲切，能够增强信心，会让家属的情绪逐渐平静下来。

（三）医方与患方所在单位的沟通

因临床诊疗工作的特殊性使医患关系中的信息交流不对称，这种特定的不对称关系容易造成医患关系的不均衡,可能导致患者处于弱势角色,可能会给患者带来病痛伤害之外的心理压力,使其缺乏安全感,容易诱发焦虑抑郁、敏感多疑等不良心理问题,不利于疾病的诊疗和医患关系的处理。患者的工作单位往往也是患方社会生活中极为重要的支持力量,因此,医方主动与患方所在单位进行沟通,帮助患者建立强有力的社会支持系统,既有助于增强患者的治疗信心,获得更多的心理支持,减轻弱势心态,保持医患关系中的均衡;也有利于开通新的医患沟通渠道,加强患者及家属对医疗处理的信任和安全感,切实帮助患者解决现实生活中的困难,避免非医疗性因素对医患关系的不良影响。

1. 沟通的基本步骤　医疗健康信息涉及个人隐私,一般情况下,是否可以与患者所在工作单位进行联系需要征得患者及其家属的同意。当患者病情危重或存在显著的心理行为障碍,其认知推理能力或行为责任能力受损无法作出恰当判断时,医方可以征询其家属的意见并给予符合患者利益的建议,或根据病情需要在无法联系到家属的情况下与患者所在单位进行符合患者利益的沟通,评估患者的意愿及所在单位的影响。

其评估内容主要包括:①患者与所在单位的劳动关系及其他社会关系是否会受到影响;②疾病的发生与发展与所在单位或职业工作的关系;③疾病的性质、严重程度及可能带来的伤残影响与引发社会歧视的风险;④所在单位在疾病诊疗过程中可能给患者提供的帮助支持;⑤医患关系的处理能否从患者所在单位的介入中获益。

2. 沟通的内容与方式

(1) 沟通的内容:①病情通报,即患者病情的危重程度及可能的预后;②医疗方案与措施的风险及所需医疗费用;③医患双方的权利、义务与责任、沟通途径;④医患双方可提供的支持资源及进一步的处理原则与策略。

(2) 沟通的方式:医方与患方所在单位的沟通首先要与其工作中有密切联系的人或部门进行联系,规模较小的单位或私营企业也可直接与单位的法人代表进行联系。根据医疗需要可以同时或先后采用若干不同的方式进行沟通,其主要方式有:①直接面谈,即医方与患方所在单位委派的人员直接进行沟通,交换患者的相关信息,讨论有利于患者诊疗的措施、对方可以提供的支持,以及进一步沟通的方式;②电话沟通,即医方与患方所在单位委派的责任人借助电话进行联系,双方交换患者的相关信息,表达意愿与原则以及其他进一步沟通的方式与可能性;③书信沟通,即医方把患者病情及医疗建议等相关信息通过文字资料或者网络信息资料传递给患者所在单位,单位则把患者的工作背景、单位可提供的支持资源与意愿反馈给医方;④口信转达,即医方与患者所在单位之间借助患者及其家属口头传递相关信息。

3. 评估其响应与干预效应　医方与患者所在单位沟通之后,通常还需要对其沟通的效果进行评估,以便为进一步沟通的必要性及沟通内容提供参考依据。其评估主要包括两个方面:①评估患者所在单位在经过沟通之后所采取的响应措施是否及时有效,是否为患者及其家属认可并让患者从中获得有益的帮助;②评估与患者所在单位沟通之后可能产生的对患者利益的潜在影响,如出院之后的生活及工作安排等;③评估其响应措施的时效性和进一步沟通的需要性,并分析影响医患沟通质量的持久性、下一步沟通的主要议题等,以确保沟通能够及时有效。

三、建立良好的医患关系

(一) 树立良好职业形象,赢得患者信任

良好的职业形象,在医患沟通中起着十分重要的作用。医生着装整洁大方、面带微笑、语言优雅、谦逊的态度会给患者留下良好的印象,患者对医生信任感就会增强,有利于建立和谐的医患关系;否则,患者可能对医生产生怀疑,不信任医生,这样就不可能建立和谐的医患关系。

(二) 保持良好的服务态度

态度在医患沟通中起着决定性的作用,只要医务人员用真诚、平和、关切的态度对待患者,换来的应该是患者和家属的信任,就能建立和谐医患关系。如医生采用鼓励、安慰、同情、理解、和蔼、倾听、询问、耐心解说病情、说明治疗过程中可能出现的各种症状、共同讨论治疗方案、工作认真负责、让患者树立战胜疾病的信心和勇气等,这样均有利于建立良好的医患关系。如果医生冷淡,用命令的

态度,用药而不做解释,对患者没耐心、傲慢、生硬,不理睬患者提出的问题,让患者感到不平等,那么医患关系就会出现不和谐的状况。

(三)注意有效的语言沟通

语言的好坏直接影响着患者的情绪,影响着治疗效果。患者初诊和刚住院时特别重要。医务人员及时给予亲切的问候,介绍医院和科室的情况,帮助熟悉医务人员和周围的病友,帮助患者尽快适应环境。对患者提出的问题,医务人员要耐心细致地解释说明。让患者听得懂,由于患者水平参差不齐和病情的变化,有时要做反复细致的工作。当患者情绪低落、意志消沉,医务人员就要及时对其开导、劝慰,帮助患者鼓起勇气,正确对待疾病,积极配合治疗。医务人员对患者的诊断、检查、治疗、预后要用比较准确的语言进行表述,应本着实事求是的原则向患者说明,以便患者在进行治疗之前,做出比较符合实际的决定。

(四)依法行医,规范医院管理

依法规范医院管理是良好医患关系的根本保证。医院要减少医疗纠纷,最根本的是医务人员要充分熟知卫生法律法规、规范工作制度和操作流程。依法行医,遵守操作流程、规章制度,这样就可以避免不必要的纠纷。及时与患者和家属沟通,以维护双方的合法权益。医生和患者都应换位思考,多考虑对方的处境和心态,这才有利于建立良好的医患关系。

(五)加强沟通,正确处理医患关系

医患沟通是医疗服务中最重要的环节,直接影响到医疗服务的质量。医疗过程是一个密切协作的过程,除医护之间的合作外,也需要患者的密切配合,如对某些重要的手术、特殊的检查、某个诊疗方案的确定等,都要及时、有效地加强与患者的沟通,详细说明情况,取得患者的理解和配合,这样可以建立和谐医患关系,避免某些医疗纠纷的发生,提高医疗服务质量。医患沟通也使患者对医疗技术的局限性和高风险性的了解增多,可增加医生治疗疾病的信心。医患沟通有助于发现和解决患者的社会心理问题,有助于治疗效果的改善。医生耐心细致、热情周到,主动地利用多种形式与患者或亲属进行交流,患者就会认为医务人员理解他的病痛,医务人员是在关心他、同情他、爱护他,这样才能增进医患间的相互理解,患者才能够积极主动地配合治疗,治疗效果才会得到显著的改善。

 案例评析

男患者,65岁,因背部莫名疼痛,曾就诊于多家医院,感觉无好转,焦虑,对医院失去信心,准备放弃治疗时,背部皮肤出现多个皮疹,无奈来某省医院就诊。患者情绪激动,抱怨,质问医生。医生诚恳安慰并细心询问了患者的病症和生活习惯等,详细讲解了病症情况,鼓励患者配合治疗,心态放松。两周后患者的疼痛缓解,情绪恢复正常。事后,患者老家的乡亲们求医问药也都认准了这家医院,因其服务好、水平高,越来越多的患者愿意优先选择此医院就医。

评析:

1. 本案例医生态度诚恳,询问细心,讲解详细,安慰得当,消除了患者的担心与质疑,重建了患方对医方的信任和治疗的信心,同时通过有效的医患沟通,成功提升了医院的口碑和医疗服务质量。

2. 患者对医学知识及疾病的认识不足,有些想法和情绪是可以理解的,医生必须尊重和维护患者的知情权、选择权,减轻患者焦虑和消沉的心理压力。

3. 通过医生与患者的有效沟通,让患者信任医生并愿意接受治疗及行为改变上的建议,也保证了医生的医疗服务质量。

4. 患者非常注重医院的服务和口碑,医院的生存与发展也离不开患者。有效沟通是医患关系和谐的基石,也是提高医疗服务质量的关键。

四、增加患者对医嘱的依从性

患者对医嘱的依从性是指患者的行为（如吃药、饮食或改变生活方式等）与医嘱的一致性。通过沟通加强对患者指导，提高患者对医嘱的依从性，对患者恢复健康及预防并发症具有重要的意义。

（一）影响患者对医嘱依从性的因素

1. 医患关系　患者对医生的信任和满意程度是影响医嘱依从性的首要因素。如果患者觉得医务人员真诚、可以信任，医务人员尊重患者、关心患者，患者的依从性就高；如果患者觉得医务人员的态度冷漠、不耐烦，会对医务人员不信任，患者对医嘱的依从性就低。

2. 治疗方案　治疗方案会影响患者对医嘱的依从性。患者对医嘱的依从性与治疗方案的复杂性有关，如用药的次数、药量和用药的时间；多种药物联合应用也会降低患者的依从性；治疗时间的长短、药物副作用的加重也会影响患者对医嘱的依从性。

3. 患者对治疗方案不满意　患者如对治疗方案不满意就会产生抵触情绪，不服从医嘱；也有些患者对药物的不良反应特别关注，觉得医生要求服用的药物都有不良反应，所以不依从。

4. 治疗方案涉及要求改变生活方式　患者往往对服药的治疗方案相对依从性较高，而对要求改变生活方式（如控制饮食、戒烟、戒酒、参加体育锻炼等）的治疗建议依从性相对较低。

（二）增加患者对医嘱依从性的方法

1. 建立融洽的医患关系　和谐的医患关系是提高患者对医嘱依从性的重要因素。提高医护人员业务素质和服务质量，加强与患者沟通对促进患者对医嘱的依从性有重要意义。医务人员对患者尊重、理解、关心和支持，应用语言和非语言沟通，使用礼貌、关心、鼓励的语言，认真、共情地倾听以及应用微笑、目光交流等表情动作，与患者建立良好医患关系，增加患者对医嘱的依从性。

2. 帮助患者理解治疗方案　纠正患者对疾病、检查及防治措施的错误认识和不正确的态度，医务人员强调医嘱的重要性，具体方法有：①把方案写在纸上，作清楚的说明；②让患者重复叙述治疗方案主要的内容以及用写好的书面指导说明应该如何做；③若患者不清楚，应给予澄清指导，避免使用专业术语，帮助患者理解治疗方案的可行性。

3. 建立健康教育体系　加强对患者疾病防治知识的教育，使患者认识到治疗的意义和目的，调动患者健康保健的积极性，发挥其主动性。

4. 帮助患者改变不健康的生活方式　强调改变不健康的生活方式的重要性以及吸烟、酗酒或暴饮暴食等不良生活习惯的危害，给患者提供行为习惯和生活习惯的自我管理处方。医生要改变患者不健康的生活方式时，应尽可能做到详细、具体、有针对性。

5. 帮助患者建立社会支持系统　社会支持系统是战胜疾病的重要条件，如对工作繁忙、迟服药、漏服药的健忘者加强行为监督，争取家属与社会的支持，可为患者对医嘱的依从性提供保障。

对话技巧 评析

患者："大夫，我这糖尿病肾病已5年，也不见好转，我父亲就是糖尿病肾病导致尿毒症而死，哎，活一天算一天。"

患者家属："大夫，我先生不听您的嘱咐，想吃什么就吃什么，不控制饮食，还经常通宵打麻将，血糖很高，治疗效果也不好，这可怎么办？"

医生："您血糖水平居高不下，跟您饮食控制不好、休息不好有直接关系，如果您能调整情绪，控制饮食，注意休息，血糖水平就会有所下降。有个患者跟您有同样的情况，现在血糖已控制得很好了。虽然您已经有了肾脏的损害，现在科学技术发展很快，只要系统治疗、积极配合，是可以延长生命、保证生活质量的。您家人对您很关心，我们应该一起努力，共同战胜病魔。"

评析：

如果医生对患者不依从医嘱态度生硬，缺乏同情心，无法取得患者的信任。医生鼓励、安慰患者，对患者理解、耐心细致解释病情，工作认真负责，通过沟通增加了患者对医嘱的依从性。

第三节　医方内部的沟通

医方内部医务人员之间的沟通是维持医疗机构正常运作的重要前提，是临床医疗工作团队能否提供良好医疗服务的必要保证。医方内部医务人员之间具有平等性、协同性和同一性的特点，其内部运作是由临床医生、临床护士、医技人员、管理人员及后勤服务人员共同组成医疗服务团队，协同为患者提供服务。临床医生是医疗行为的指导者与决策者，主导医疗行为的实施方法与方式，受到患方的重点关注，起着主导性作用；临床护士作为医疗行为的协调者和执行者，直接影响医疗行为的实施过程，与患方的联系密切；医技人员辅助参与临床诊疗活动，为患者提供间接服务；医院管理人员通过协调医务人员之间的相互配合，在维持医院的正常运作及医院与社会、医院与医院之间的联系方面起着重要的桥梁与纽带作用。因此，临床医疗工作中，医生之间、医护之间、临床医生与医技人员之间应加强沟通。

一、临床医生之间的沟通

临床医生之间的沟通方式包括同一科室内部医生之间的沟通和不同科室医生之间的沟通，后者主要是在患者同时患有多种疾病，或疾病的诊断及治疗需要其他临床专科医生提供帮助时进行沟通。临床医疗信息沟通的主要形式是会诊。

（一）同一科室医生之间的沟通

同一科室医生之间存在着大量的医疗信息沟通，包括同级医生之间的沟通和上下级医生之间的沟通。

1.同级医生之间的沟通　主要包括实习医生之间、住院医生之间、主管或主治医生之间的沟通，可以是同一医疗小组内或医疗小组之间的沟通。临床医疗工作中，医生不仅需要日夜班轮转，还须参与住院、急诊、门诊等部门的定期轮岗。为了保证患者临床诊疗方案的完整性与连续性，同级医生之间的沟通十分必要，并需要制度化予以保障和实施。同级医生间沟通的常用形式主要有以下三种：

（1）口头交接班：当班医生离岗时，根据患者情况往往需要向医疗小组内的其他医生或值班医生进行口头交接班。交班的主要内容是患者当前的临床诊断、拟实施的治疗措施、需特别注意的事项、近期的医疗状况、可能发生的危险及处理意见等。对于重症患者，实行床边口头交班并需在病历上做出书面记录。

（2）交接班记录：值班或当班医生上岗期间，为患者实施过临时性治疗措施，或实施过重大医疗作业，或调整过诊疗方案等均须在病历上做详细的医疗记录。主管医生轮换岗位时，交班医生与接班医生需分别在病历上书写交接班记录。

（3）相互讨论：同级医生间经常就患者的病案、医疗问题或信息进行口头讨论沟通，相互交换建议与意见。

2.上下级医生之间的沟通　主要通过三级医疗查房的形式实施沟通。

（1）主治医师查房：一般每日一次，或因病情需要随时进行。主治医师查房时，由住院医师和实习医生报告患者的病情，主治医师进行检查分析并提出诊疗意见，查房后下级医生须及时在病历中记录查房意见并由主治医师签名。

（2）副主任医师或主任医师查房：一般每周一次，由下级医生提前提出查房申请，并事先准备好完整的辅助检查记录，查房时由下级医生报告病情，上级医生进行检查分析并提出诊疗意见，查房后下级医生须及时在病历中详细记录上级医生的查房意见，并由副主任医师或主任医师签名。

（3）科主任查房或科室内病例讨论：一般根据患者的病情需要确定科主任查房或科室内病例讨论，是科室内医疗信息沟通的重要形式之一，通常包括①入出院病例讨论：筛查所有住院患者，对诊断不明确者进行讨论，确定临床诊断；②危重或疑难病例讨论：对住院期间病情较危重或诊疗较疑难的患者进行临床病例讨论，做出合理的诊断和处理意见；③重大手术或诊疗操作讨论：重大的手术或诊疗操作方案需要组织进行科室内讨论，确定实施方案；④其他科室内讨论，如教学查房、医疗专题讨论、死亡病例讨论等。

（4）随机相互讨论：科室内上下级医生间经常随机就患者的问题、医疗信息等进行口头讨论沟通，或相互交换意见建议，便于对患者的动态状况及时做出处理。

（二）不同科室医生之间的沟通

因患者的病情诊断或治疗需要其他临床科室提供支持与帮助时，不同科室的医生之间需要进行有效的沟通。

1. 会诊 是不同临床科室之间建立的制度化沟通的重要形式。临床科室根据患者的实际病情需要提出会诊申请，填写会诊单；受邀会诊的科室需派遣临床经验丰富的主治医师及以上职称的医师承担会诊任务；会诊时，由申请科室医生报告患者当前的医疗状况及相关事项，会诊医生根据患者的检查结果及医疗情况给予本专科相应的诊疗建议。

2. 其他形式 不同科室医生之间还可以通过专题讨论、多科联合会诊、全院病例大讨论、临床教学查房等形式进行沟通。

二、临床医生与辅助科室医生之间的沟通

随着现代医学科学的发展，临床各相关学科关系越来越密切，临床科室与医技科室之间已形成不可分割的相互关系，医技工作为疾病的诊断及疗效的监测、预后判断等提供可靠的依据，在临床医疗工作中起着举足轻重的作用，人们也越来越认识到医学影像、检验、超声及电生理学等检查在临床医学领域中的地位不可替代，因此临床医生与辅助科室医技人员之间的沟通越来越重要。

（一）临床医生与医技人员之间的沟通形式

1. 相互主动沟通 临床医生与医技人员之间应主动加强沟通联系。

（1）临床医生主动与医技人员沟通：通过有效沟通，一方面临床医生能够获得和了解临床辅助检查的新技术、新知识、新成果和新进展，能及时把新技术与新知识应用于临床，提高临床诊疗水平；另一方面能够更加深入了解和准确把握各种辅助检查的禁忌证、适应证以及阳性结果的临床意义。

（2）医技人员主动与临床医生沟通：通过有效沟通，医技人员能获得更多的临床诊疗信息，提高辅助检查诊断的准确性，为临床提供更有意义的辅助检查结果；能更多地了解疾病的相关知识，更好地理解临床诊疗所需，提高辅助检查的临床应用。

2. 经常互相制度化沟通 临床医生与医技人员之间的沟通应制度化、经常化。沟通双方都可以根据各自科室的业务建设和发展需要将有关知识和技能作为科室业务学习的内容之一，并制定相应的制度予以保证和实施。

（1）临床医生定期学习：定期学习相关医学仪器设备的临床应用技能与知识，必要时可指定专门的临床医生参与辅助科室的医技工作。

（2）医技科室定期讲座：定期举行新技术应用讲座并向临床医生传授医学仪器的应用技能与知识，必要时可指定专人定期参与临床医生的医疗查房活动，更好地为临床医疗服务。

3. 全方位与多层次沟通 临床医生与医技人员间的沟通可全方位、多层次。

（1）沟通内容多方位：双方沟通的内容可以针对某一位患者、某一类或一种疾病或涉及不同疾病之间等。

（2）沟通焦点多元化：双方沟通的焦点可以是有关检查的技术与方法、临床意义与应用或不同检查的优势互补、组合应用及发展趋势等。

（3）沟通对象多层次：双方沟通的层次可以是临床医生与医技人员个人之间、临床科室与某个或多个医技科室之间、多个临床科室与多个医技科室之间等。

（二）临床医生与医技人员之间的沟通方式

1. 书面沟通 书面沟通是临床科室与医技科室之间沟通最常用的方式。临床医生要获得医技人员的帮助需填写检查申请单，内容包括患者的一般资料、主要临床特征与诊断，拟实施的检查内容；相关医技人员会在规定时间内进行检查并做出答复，报告被检查者的检查结果或结论及其正常值范围等，供临床医生参考。

2. 口头沟通 口头沟通具有及时、开放、快速的特点。当患者病情危急，需尽快实施相关检查以便及时正确处理时，临床医生常会与医技人员主动进行口头沟通，提供更详细的信息，期望获得及时

的信息反馈；医技人员在日常诊疗活动中发现某患者的检查结果可能存在重大偏差时，也会主动进行口头告知，随后发送书面报告。临床直接涉及患者利益的诊疗活动通常应在口头沟通的同时补充书面沟通，不直接涉及患者诊疗工作的信息的也可仅进行口头沟通。

3. 集体沟通　集体沟通是科室间沟通的重要形式，包括业务讲座、专题研讨、小组讨论及学术会议等，是临床积累知识、拓展思维和提高技能的沟通形式。

三、医生与护士之间的沟通

良好的医护关系在医院运行与发展中有着举足轻重的作用，医生与护士是临床医疗工作中最密切的工作伙伴，两者缺一不可。随着现代医学模式的转变，医护关系已经从传统的"主从型"转变为新型的"并列-互补型"，是分工与合作的关系。"并列"是指医疗和护理共同构成了治疗患者疾病的完整临床医疗过程，医护同等重要，只是工作性质分工不同；"互补"是指医护间互相协作，互相沟通，互为补充，相辅相成。从某种意义上说，医疗工作就是医护工作的过程。临床上医护间是密不可分的，在医疗服务过程中发挥同等重要的作用，只有医生和护士协同工作才能满足患者各方面的需求。

（一）医护双方的职业期望

临床医护工作中，医生主要负责患者的诊断、治疗并书写医嘱；护士主要负责患者的护理、协调和准确执行医嘱，双方分工合作，紧密联系，互相依存，共同服务。因此，医护应努力满足彼此的职业期望，共同营造和谐良好的医护关系。

1. 医生对护士职业角色的期望　良好的医护关系是保证医疗过程完整性的基本条件。医生的大多数诊疗措施都是通过护士的工作得以实施的，因此临床工作中医生对护士职业角色的期望主要是：

（1）具有娴熟的临床护理操作技能。

（2）具备扎实的医学、护理学、心理学及人文科学等方面的知识。

（3）能正确熟练地执行医嘱，具有高度的责任心、爱心和耐心。

（4）具有敏锐的观察发现患者病情变化的能力和人际沟通能力。

（5）能及时准确地报告病情并提出治疗建议，善于应对和妥善处理危机。

（6）了解医生的性格与习惯，能够灵活处事。

2. 护士对医生职业角色的期望　护士作为临床医疗和护理措施的执行者，既独立承担实施临床护理操作，又协助医生落实各种临床诊疗措施。因此，在工作中护士对医生职业角色的期望主要是：

（1）具有丰富的医学知识和精湛的医术。

（2）具有高度的责任心、爱心和较强的沟通能力。

（3）尊重护士，善于维护护士的尊严和人格。

（4）重视、关心、支持护理工作并能具体帮助或指导护士处理好特殊患者。

（5）能及时有计划、有预见性地做出患者的诊疗计划，善于处理危机。

（6）具有良好的职业素质和个人修养且能与人精诚合作。

（二）医护双方的沟通方式

1. 口头沟通　口头沟通是医护之间最主要的沟通方式，临床医疗活动中医护之间的大量信息都是通过口头沟通进行信息交流的。口头沟通的特点是及时、明确、简捷，随时可以进行，不受地点、时间、场所的限制。当患者病情危急或病情变化时，医生与护士常先通过口头沟通方式交流信息或实施医护作业；危重患者抢救时，医生可先通过口头沟通下达医嘱并及时补充书面医嘱。

2. 书面沟通　书面沟通是医护之间最重要的沟通方式。医疗病历中的各种记录及医疗场所的多种指示标志均是医护之间的信息沟通方式，包括体温单、医嘱单、床头卡、各种诊疗操作记录、医疗护理记录等。

3. 集体沟通　集体沟通是医护之间一种重要的沟通形式，包括晨间交接班、科室学习会或讨论会、科室大查房等，是临床医护人员之间交流信息、分享经验、联络情感、拓展思维、传授技能的重要沟通形式。

（三）医护双方的沟通技巧

1. 准确定位，各负其责　医生和护士虽然工作的对象和目的相同，但工作的侧重面和使用的技术手段不同，应把握各自的位置和角色。医生主要的责任是做出正确的诊断和采取恰当的治疗手段；

46

护士的责任是做好患者的躯体和精神护理，能动地执行医嘱，如发现医嘱有误，及时向医生指出，医生也应及时确认和修改。

2.真诚合作，平等配合 临床上医生和护士平等为患者服务，医生的正确诊断与护士的优质护理服务相配合是取得最佳医疗效果的保证。医护双方应主动加强沟通，共同维护医护间相互尊重、平等互补、相互支持和真诚合作的关系。

3.尊重对方，互相理解 医护双方要充分认识对方的作用，承认对方的独立性和重要性，支持对方工作。护士应尊重医生，主动协助医生，对医疗工作提出合理化的建议，认真执行正确医嘱；医生应理解护士的辛勤劳动，尊重护士，重视护士提供的患者动态情况，及时修正治疗方案，严格把好治疗关。

4.互相监督，和谐关系 医护双方应加强互相监督与制约，防止差错事故。任何医疗护理差错都可能导致严重后果，因此，医护间应相互监督对方的医疗行为，预防和及时发现医疗差错。一旦发现差错，要给予及时纠正，使之不铸成大错，避免相互抱怨和指责，共同为医疗安全负责。

综上所述，临床工作中医生与护士的沟通质量直接影响医疗服务的整体质量。因此，确保高质量的医护沟通至关重要。医护沟通须遵循互相配合与尊重、互相理解与支持、平等合作和服务患者的原则，积极构建和谐的医护关系。

四、医疗机构之间的沟通

一般说来，多数患者不会局限于仅在某一医疗机构就医，即使是在患同种病症时，有患者也会去不同的医疗机构就诊。尤其是反复发作的慢性疾病患者往往会在不同的医疗机构之间转诊，比较各医院之间的检查与诊断结果、处理方式与处方药物及医生的态度等。医疗机构之间临床诊断与处理手段的不同或差异往往会给患者带来较多的困惑和疑虑，有患者在遭受病痛折磨的同时会在反复就医的过程中形成越来越多的心理冲突，这种心理冲突最终将会在医患关系中爆发。因而加强医疗机构之间的沟通，为患者就医提供尽可能的医疗便利，有助于减少患者不必要的疑虑和焦虑，避免医患冲突。由于各医疗机构的规模、人员、设施等条件因素的差异，必然会导致其医疗水平、诊疗技术、环境条件、处理方式的不同，因此医疗机构之间的沟通需要根据医院的医疗水平和质量分别处理。

（一）同级医疗机构之间的沟通

同一等级的医疗机构之间因医院规模、专业人员、硬件设施等构成基本相似，医疗服务水平也基本相近，一般能够建立较为平等的沟通，相互之间在建立相互尊重、相互信任、相互理解的基础上确保患者利益的最大化，尽量做到检查、诊断、治疗三认可，即互相认可患者在不同医疗机构所做的电生理、血液生化、影像学、免疫学等检查结果，减少不必要的重复检查；互相认可患者在不同医疗机构已经明确的诊断，不再做重复论证，尽量减轻患者的负担；互相认可患者在不同医疗机构已经实施的治疗方案，没有充分依据不随意更改，确保患者治疗方案的完整性和治疗的规范化。

同级医疗机构之间的沟通主要有四种形式：①通过电话询问、电子信箱、邮件寄发等方式，与患者既往就诊的医疗机构及主诊医生联系，借调检查报告，了解患者既往的医疗经过及相关情况；②通过查询病案记录、诊疗记载、检查报告等形式，了解患者在其他医疗机构中的诊疗情况，分析既往疾病及诊疗情况与当前健康状况的关系及影响；③通过借助网络平台进行互联网联络会诊，相互交流患者信息、发表学术意见、讨论医疗处理等；④举办院际病案讨论或学术活动，讨论和分析病案信息及治疗方案。

同级医疗机构之间缺乏沟通，诊疗结果互不认可，往往会造成不必要的重复检查、治疗方案随意变更，会增加患者的身心痛苦以及经济负担，是影响医患关系、引发医疗纠纷的重要因素之一。

（二）医方与上级医疗机构的沟通

对下级医疗机构来说，上级医疗机构往往具有更大的规模、拥有更高专业水平的医务人员、更为先进的医疗硬件设施。基层医疗机构往往把上级医疗机构视为自身医疗技术支持的后盾，对上级医疗机构的诊疗结果比较容易认可，经上级医疗机构诊疗的患者在基层医疗机构继续诊疗，往往能够延续既定的诊疗方案。

与上级医疗机构之间的沟通主要有四种形式：①在基层医疗机构就诊的患者需要寻求上级医疗

机构的技术支持而申请会诊之际，一般由临床医务人员向本单位提出申请，由基层医疗机构中的医疗业务部门与上级医疗机构取得联系，确定会诊及其他医疗技术支持的具体方式；②因基层医疗机构医务人员的专业知识和技术提高的需要，委派人员赴上级医疗机构进修学习，或上级医疗机构派人来基层单位开展业务指导，一般由基层医疗机构根据医疗业务发展计划进行安排，由医疗机构的科教部门具体实施；③经过基层医院初步医疗处理之后，因医疗条件所限或者根据患方的要求向上级医疗机构转诊之际，基层医疗机构的医务人员既要详细记载所掌握的患者信息、病情演变过程、处理措施及转诊的原因，以供上级医疗机构医务人员参考；也要向患方说明转诊的原因、建议转诊的上级医疗机构及相应科室，并在可能的情况下与上级医疗机构取得联系；④根据当地卫生发展规划或医疗机构本身的发展需要，由医院或卫生行政主管部门定期邀请上级医疗机构的相关专家对医疗机构的医疗服务质量进行评估，对医院发展方案进行论证或建议。

（三）医方与下级医疗机构的沟通

上级医疗机构往往需要承担来自基层医疗机构的转诊患者和对基层医疗机构进行医疗业务指导等工作。主动与基层医疗机构进行沟通，既有利于从基层医务人员中获得第一手临床资料，对来自基层医院转诊的患者及时作出准确的判断与处理；也有利于加强与基层医务人员之间的联系，促进医务人员对基层医疗服务现状的了解；还有利于巩固和扩大医疗机构的服务区域，以增强医疗机构的影响力。

与基层医疗机构之间的沟通主要通过以下四种形式：①接受来自基层医疗机构医务人员的进修学习；②定期委派不同工作年限的临床医务人员去基层医疗机构落实具体的临床医疗技术支持；③接受当地卫生行政主管部门或行业的邀请，对医疗机构的医疗服务质量进行评估指导；④接受基层医疗机构的会诊申请或学术指导邀请，派遣临床医疗专家或专家组赴基层医疗机构进行专业指导。

（四）医方与上级卫生主管部门的沟通

卫生行政部门是政府管理医疗机构的主管部门，决定着医疗机构的医疗规模、业务发展和服务定位，协调医疗机构与社会其他行业或领域的关系。卫生行政部门是医院与社会各界建立联系最重要的通道，医院及时与上级主管部门进行信息沟通能够得到政府和社会的关注、理解、支持和指导，能够调整社会各界与医疗机构之间的关系。

与上级主管部门进行信息沟通主要有五种形式：①卫生主管部门反馈社会各界对医疗机构的意见与建议以及下达指令性的医疗任务；②定期向上级主管部门汇报工作，递交相关的医院管理、业务发展建设等方面的报告；③向上级部门汇报突发医疗事件的调查及处理，并接受上级主管部门的工作指导；④接受上级主管部门的定期医疗工作检查、业绩评估等；⑤参与外界且涉及面较广的社会活动，需要得到上级主管部门的认可与支持。

第四节　医方与新闻媒体的沟通

新闻媒体，即大众媒体，包括纸质媒体（报刊）和电子媒体（广播、电视）两种。随着互联网的兴起，作为"新电子媒体"的网络逐渐成为一种新的媒体类型，包括网络媒体、手机媒体、数字电视等。临床医疗是一项高技术、高风险的专业性工作，一般人对其往往难以深入了解，医疗信息的交流有时不对称，也容易造成社会各界的误解。新媒体时代让"沟通"成为促发展的新动力。医方要主动适应新常态，积极与新闻媒体建立良好的沟通关系。新闻媒体是社会信息的传播工具，与新闻媒体沟通是与社会沟通的重要渠道，是医方联系社会的重要途径与纽带。

一、医方与新闻媒体沟通的意义

新闻媒体具有监测社会环境、协调社会关系、传承文化、教育市民大众等特点，新闻媒体是社会舆论的代言人，能够及时反映社会动态，引导社会舆论，传播正能量，对医疗行业的发展发挥着重要的影响。医方与新闻媒体的沟通对于保障人民群众健康、提高医疗服务质量和维护社会稳定具有重要的意义。

（一）新闻媒体是医方联系人民群众的桥梁

加强与新闻媒体的沟通，让媒体客观、公正、完整地报道医疗机构的各项工作、医务人员的奉献精神及医学知识，能够使社会更加真实地了解医疗工作的现实情况及特点，更好地促进社会对医疗服务的理解和交流，帮助建立良好的医患沟通氛围，提高医院的信誉度，从而使医疗机构更好地发挥服务社会的作用。

（二）新闻媒体是推动医方健康发展的动力

积极与新闻媒体沟通，能够争取新闻媒体关注医疗机构的运行特点，及时向医院反映公众的健康需求信息，督促医疗机构在医疗活动中的社会责任，帮助医院落实政府的医疗卫生政策，促进医院的医疗制度化建设和规范化管理，提高医疗服务质量，从而推进医院的进一步健康成长。

（三）新闻媒体是提升医方品牌的平台

当今社会处于信息化发展的时代，医院的发展及社会角色与公众的认知程度有着密切的联系，主动与新闻媒体沟通，借助新闻媒体的宣传平台，能够使公众更多地了解医院，认识医院，增强医院品牌的知名度和社会竞争力，有助于促进医院的进一步发展。

二、医方与新闻媒体沟通的技巧

（一）理性认识新闻媒体

要学会尊重、善待和重视、善用新闻媒体，主动转变面对新闻媒体的心态，不排斥、不轻视，树立尊重、平等的心态；学会自主和合理运用新闻媒体，充分认识新闻舆论的重要作用，注重政策性和权威性，善于通过新闻宣传推动实际工作，热情支持新闻媒体采访报道，正确对待舆论监督，提高同媒体打交道的能力。

1. 注意新闻媒体的特征 新媒体信息时代具有多媒体与超文本、交互性与即时性、海量性与共享性、个性化与社群化等特征。新闻媒体是社会信息的重要发布工具与传播媒体，能够及时向社会各界提供各种服务信息，及时反映社会生活的各个方面，并与人民群众的生活保持着密切的联系，往往具有信息大、反应快速及时、触觉敏锐灵活、社会影响大等特点，在当今社会生活中起着重要的作用，但是也有可能容易出现媒体重视报道表层、直观、眼前的事件，疏忽深层、隐藏、本质的事物；同时新闻媒体作为社会舆论的代表，具有很高的权威性；因此，积极主动加强与新闻媒体的沟通，主动提供客观、真实、本质的信息是医方义不容辞的责任和义务，也是争取社会理解和支持的重要方式。

2. 理解新闻媒体与医方的关系 新闻媒体与医疗行业都与人民群众的生活密切相关，两者都以服务社会为宗旨，都是社会生活的重要组成部分，有着密切的联系，主要表现在：①新闻媒体是沟通医疗服务与社会活动的重要网络，是引导医疗服务、传递医疗信息和引发医学研究的重要桥梁，人民生活中的健康问题往往是通过新闻媒体报道而引起医方关注的，医疗行业及医疗机构之间、医疗行业与社会各个领域之间、医学科学与公众生活之间等等的信息交流都离不开新闻媒体的介导和支持；②新闻媒体是传播信息、宣传政策的重要平台，普及医学常识与传递医学信息是新闻媒体报道的重要内容之一，医疗卫生工作的目标是促进和保障人民健康，医疗机构需要借助新闻媒体的平台向公众传授医疗卫生知识，促进防病治病意识的提高；③新闻媒体有助于提高医疗服务的透明度，既能监督医疗服务的质量，保护患者利益，关注公众健康；也能公开医疗信息，增强公众理解，提升医疗信誉，有助于医疗机构更好地为社会服务。

（二）选择合适的沟通途径

医患关系是当今众多社会关系中的一种重要形式，也是社会热点问题。医患之间除了医务人员与患者之间的直接关系外，还包括双方各自的周围关系（医疗机构或家庭）及相关的其他社会关系，如相关的行业协会、政府、媒体等等，这种分布于医患之间的不同层面的社会关系明显影响着医患关系的建立与发展，因而处理好这些涉及医患关系的社会关系对医患关系有着重要的影响，是医患沟通中的重要内容之一。因此，要注意选择合适的与新闻媒体沟通的途径与方式。当今社会存在着多种多样的新闻媒体，根据不同的管理属性一般分为政府的官方媒体、社会性公众媒体、医疗部门的行业媒体等，根据不同的发布形式分为网络媒体、报刊媒体、广播影视、热线电话、公告栏目、会议信息等。

1. 政府的官方媒体 主要有报刊媒体、网络媒体、栏目公告、新闻会议等,具有政策性强、权威性高、客观公正等特点,媒体记者往往思维严谨、政策清晰、界限明确,而有可能灵活性相对不足,与其沟通要遵循客观、公正、主动、严谨的原则,主动提供医疗信息,客观反映医疗情况,合理解释医学现状,严谨辨析操作规范等。

2. 社会性公众媒体 主要有公开发布的网站网页、广播影视、报刊书籍等等,具有信息量大、影响广、反应快等特点,媒体记者往往思维敏捷而专业知识可能相对不足,责任感强而科学性可能不足,与其沟通要遵循主动、真诚、及时、客观的原则,主动提供医疗信息,真诚理解记者所需,及时反映医疗情况,客观解释医学现状等。

3. 行业媒体 主要有行业或医疗机构内部的网站、报刊、栏目公告、专题会议等,具有专业性强、科学性高、客观合理等特点,媒体记者往往拥有一定专业知识,能客观深入分析医疗现象,与其沟通要遵循真实、客观、科学、合理的原则,正视医疗客观现实,客观反映医学信息,科学合理地处理医疗问题等。

(三)注意有效沟通的方法

加强与新闻媒体的沟通协作,要尊重媒体、善用媒体,建立长期互动合作机制。与新闻媒体进行有效沟通的方法主要有:

1. 加强与新闻媒体机构经常性合作联系 建立制度化的医疗信息通报或发布制度,主动开放多种形式的与媒体进行有效交流的平台,使得媒体能够及时了解医疗动态,借助新闻媒体塑造医院品牌、构建医院核心竞争力。

2. 加强与新闻媒体记者保持互动联系 主动加强与记者进行沟通与交流,尽量让记者了解医疗工作的特点和医院工作的流程,进一步理解医疗工作的高度风险性;经常向记者通报与解释医疗问题,介绍医学知识,坦诚交流,化解误解;注意向记者多介绍临床医务人员的感人事迹和奉献精神,增强记者与医务人员的友谊与互信。

3. 加强与政府管理部门及新闻媒体高层互动 主动定期走访或向政府管理机构及新闻管理部门通报信息,争取理解、参与、协调与支持。

4. 增强医方处理和化解危机的沟通能力 做好危机处理与新闻媒体沟通是适应新媒体时代的迫切需要,医方要及时发现和识别各类风险,增强处理和化解危机的能力,尽可能化解医患矛盾,构建良好的医患关系。①树立危机意识:认真落实医疗核心制度,更加注重患者安全,优化患者就医流程,不断提高医疗服务质量,切实改善患者就医感受,为促进医院和谐健康发展营造良好的舆论环境;②危机公关与舆论引导:医方应正确面对正性事件、负性事件的舆论效应,并强调医院与媒体携手同行,共同营造和谐医疗卫生舆论生态的重要性,引导新闻媒体加大医疗系统正面宣传,营造积极向上的舆论氛围,共同促进医疗卫生事业发展;③提高应对媒体的沟通能力:应对媒体是为了通过媒体让公众更好地了解医方,应注意把握三个"度",即态度、速度、尺度;把握七个原则,即合法、适度、及时、主动、真实、统一、效果原则,即信息流程要符合法律规定,不能走不正当的途径;正反信息的披露要把握尺寸,不能有失偏颇;及时向媒体传递最新的信息;做到有所准备与计划,不能过于被动;信息是以事实为依据,不能胡编乱造;信息要保持前后一致性,不能自相矛盾;信息发布要达到良性的社会价值,应以公众利益优先为原则。

本章小结

实施医患沟通是提高医疗质量、保障医疗安全、减少医疗纠纷、构建和谐医患关系的重要前提。良好的医患沟通有助于临床诊断与治疗活动的顺利开展。

建立良好的医患关系要遵守真诚、共情、平等、整体、详尽、保密和共同参与原则。影响医患沟通的主要因素有态度、语言、行为等医患方面的因素和社会因素。医生要依法行医,遵守规范制度,树立良好的职业形象,赢得患者的信任,通过良好的服务态度及有效的语言沟通,建立良好的医患关系。

实施医患沟通的基本目标是建立信任、互通信息、相互理解、和谐合作。

医患沟通的实施内容主要包括关怀沟通和诊疗沟通。实施医患沟通,要提高沟通认知,转换沟通模式,准确把握时机,注意沟通方式,掌握沟通方法,提高沟通技能,并及时做好记录。同时,要注意加强与新闻媒体的沟通。

医患沟通中应准确掌握患者疾病的性质与严重程度、心理应激水平与危机程度以及社会支持系统情况等方面的信息资料。

医院内部医务人员之间的沟通是维持医疗机构正常运作的重要前提,是临床医疗工作团队能否提供良好医疗服务的必要保证。临床工作中医生与护士的沟通质量直接影响医疗服务的整体质量。医护沟通须遵循互相配合与尊重、互相理解与支持、平等合作和服务患者的原则。

（傅学红）

扫一扫,测一测

思考题

1. 医患沟通的方法和策略主要有哪些?
2. 建立良好医患关系应如何进行沟通?

第五章　医患沟通的方法与途径

学习目标

1. 掌握：医患沟通各个环节的主要内容。
2. 熟悉：有关医患沟通的机制和制度。
3. 了解：医患沟通的各种途径。
4. 能进行各个环节的医患沟通。
5. 学会用真诚的态度和灵活的技巧与患者进行沟通，提升医患沟通素养。

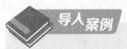

医生画图与患者进行沟通交流

　　某医院一位年轻的麻醉医生，在为一位聋哑孕妇进行剖宫产术前麻醉时，克服不会手语的困难，将手术流程画在纸上与患者交流沟通，确保手术顺利进行。无独有偶，某医院一位副主任医师，因患者缺乏医学知识不容易了解病情，通过画图的方式向患者讲解，从医数十年累计画图万余张。

　　讨论：1. 对于上述案例，你有何感悟？
　　　　　2. 你如何评价两位医生的行为？
　　　　　3. 阐述医患沟通的形式与内容。

第一节　医患沟通的环节

　　根据治疗阶段的不同，医患沟通的环节主要包括入院沟通、治疗中沟通、出院沟通、随访沟通及医患全程沟通。

一、入院沟通

　　门诊、急诊接诊医生应严格执行首诊负责制，对需要收住入院的患者，应先进行简要的病史询问及体格检查，完成初步的辅助检查，认真书写门诊、急诊病历后，方可开具住院证。医生应向患者及家属耐心说明收住入院的原因和必要性，详细告知如何办理住院手续，导医可协助引导办理住院手续，不可因患者需要住院而忽略必要的门诊处置，甚至应付了事。

　　患者进入住院病房后，首先由护士和医生与患者及家属进行较深入的交流。接诊护士态度热情，动作敏捷，为患者办理入住病房手续，向患者及家属介绍病房的环境、各项制度及住院期间所要注意

视频：收住
患者医患
沟通

的事项,让患者尽快熟悉情况、适应环境,完成住院患者的角色转换。接诊医生态度和蔼,手法轻柔,对患者进行病史采集和体格检查,并向患者及家属介绍入院后的诊治流程,可能要做的各项检查、初步诊疗方案等。病史采集和体格检查不仅是医生搜集诊断信息的手段,也是与患者沟通和交流的过程,是建立良好医患关系的基础。这一过程的质量,决定了病史采集的准确程度和体格检查的可信度,在一定意义上也就决定了疾病诊断的正确与否。在沟通过程中,医生要详细了解患者疾病的起因、发展、转归,除了要详细了解患病情况,还要询问其社会心理状况。社会心理因素与心身疾病有着密切的关系,故门诊和住院病史采集都应增加社会心理状况的内容。社会心理状况的内容包括:①家庭状况,包括家庭成员、亲朋好友的情况,是否能对患者提供经济和精神上的帮助;②日常生活,患者的生活规律、工作性质、个人爱好等;③重要生活经历,成长经历、工作经历、婚姻状况、文化背景、经济情况等;④宗教信仰以及患者的性格、情绪等;⑤患者对生活的态度(图5-1)。

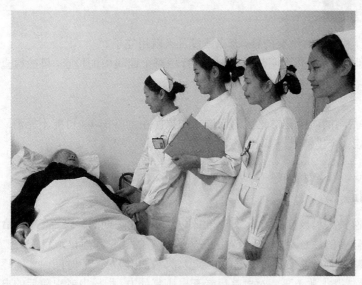

图 5-1　入院沟通示意图

对话技巧评析

　　患者:"大夫,我今天来看病本没打算住院,现在输完液感觉好多了,晚上能回去睡觉吗?"
　　医生:"对不起,您是因为病情需要住院的,晚上留在病房有助于观察病情变化,回家后万一有什么不适不便于观察和治疗,再往医院赶也会很不方便,甚至出现危急情况,延误救治。"
　　评析:
　　初住院患者要求夜间回家睡觉是经常出现的问题。如果医生直接拒绝,就会给人不通人情、怕承担责任的印象;医生委婉回答,从患者的安全角度出发,说明留院的必要性,便于患者接受。

二、治疗中沟通

　　治疗中沟通主要包括诊疗方案的沟通、诊疗过程的沟通及机体状态综合评估。医务人员要根据患者的病情、检查结果、社会经济等状况,设计出合理的诊疗方案,要对实施诊疗过程中可能出现的各种情况如特殊检查与治疗手段,病情变化及预后,医务人员的对策等多方面的问题与患者及家属进行沟通,尊重患者的知情同意权,让患者参与诊疗过程。医疗活动是双向的,患者要及时将治疗过程的心理、生理反应真实地反馈给医务人员,医务人员根据患者对治疗主观和客观的反应,科学地调整治疗方案,这样才能取得最佳的效果。在疾病的诊疗过程中,医务人员通过查房、巡视、谈话、公休座谈会等形式及时向患者及家属介绍诊断、检查、治疗、用药及费用情况,回答患者及家属的问题,听取其意见和建议，取得其理解、信任和支持，增强患者及家属对疾病治疗的信心。不仅要针对致病的自然因素进行治疗，还要重视患者社会心理的康复。在对患者康复的评价中，应增加社会心理的康复内容。

在诊疗过程中，多数医患沟通是顺利的，但如遇到患者治疗风险大、患方不配合等复杂情况时，应采取不同类型的沟通方式。①预防性沟通：事先要对患方做好充分的信息准备（包括详尽的书面材料），沟通后要及时反馈情况；②变换性沟通：如当主治医师与患者沟通有困难或有障碍时，应及时安排上级医师或沟通能力强的医师沟通；③协调性沟通：如遇到多次沟通效果不良或有复杂的干扰因素时，科室要集中进行专题研究，医护之间要认真讨论，统一认识，形成预案，再进行沟通，防止医院内部人员口径不一，使患方产生疑虑和不信任。

 对话技巧评析

患者："大夫，我住院时刚交的钱，怎么还没几天就用完了？"

医生："一般刚入院期间为明确诊断，要进行相对全面集中的检查，可能检查费用会高些，但这种情况大多不会持续发生。"

评析：

患者对医疗费用的质疑是常见敏感问题。如果医生回答简单，可能不能消除患者的疑问；医生的回答耐心细致，合乎情理，患者更容易理解。

三、出院沟通

患者出院时，医务人员应向患者及家属详细说明患者住院期间检查、诊断及治疗情况，可能的预后及转归，交代出院后的注意事项，征求对医务人员服务的意见和建议。目前，患者出院标准还大多停留在生理上的恢复，而患者社会心理方面的康复常需在出院后一段时间内才能逐渐完成，所以以与出院患者进行沟通就显得非常必要。对出院患者开出康复处方，指导患者出院后的自我调整和康复，帮助患者建立起健康、良好的生活方式。同时，通过出院沟通，了解患者对医务人员诊疗水平和服务态度的评价，对提高医疗服务质量，改进医院管理，和谐医患关系都大有好处。

 对话技巧评析

患者："大夫，我对您的服务态度和技术水平非常满意，出院后如果有什么不舒服，还能找您咨询吗？"

医生："当然可以，有问题可以先打我电话预约一下。"

评析：

患者出院时大多希望与医生保持联系，以获得心理上的安全感，直接拒绝会让患者感到失望；医生的回答热情洋溢，使患者没有距离感。

四、随访沟通

随访是医院对曾在医院就诊的患者以通信或其他方式，定期了解患者情况和指导患者康复的一种观察方法。医患交往的外延不能仅局限于医院，而应从医院扩展到家庭社会，通过随访与患者建立起持续、友好的联系。医患交往范围延伸的桥梁是随访，患者治疗效果的好坏、满意度的评价、健康的维系都需要通过随访来实施。随访的形式多样，电话及书面随访在临床较为常用。随访制度是实施院前、院中、院后一体化医疗服务模式的必要保障，完善的随访将医疗服务延伸至院后和家庭，使住院患者的院外康复和继续治疗能得到科学、专业的服务和指导。对出院患者进行随访已不仅是医患沟通的需要，还是临床科研、提高医疗水平的需要，也体现了一个医院的服务管理水平。

对话技巧评析

患者（回答医生电话随访）："大夫，我出院后有一段时间了，总感觉还是有些浑身乏力。"

医生："疾病的完全恢复都有一个过程，您要不放心来院我再给您复查一下。"

评析：

患者出院后病情有可能反复，追踪随访很有必要。武断地回答容易留下纠纷隐患；医生的回答应认真负责，留有余地。

五、医患全程沟通

医患全程沟通包括患者在医院诊疗的全过程，涵盖医疗服务的每一个环节。不少医院从制度上对医患沟通的时间、沟通方式、沟通地点、沟通内容及沟通记录都作了详细的规定，将诊疗全程沟通内容作为病程记录中的常规项目。在沟通时间上要求根据需要随时进行，包括院前沟通、入院时沟通、入院三天内沟通、诊疗过程沟通及出院时沟通。对于沟通的内容也作了细化的规定，包括诊疗方案的沟通、诊疗过程的沟通、诊疗转归的沟通。同时总结沟通的多种方式，如床旁沟通、分级沟通、集中沟通、出院访视沟通等。医院还鼓励医务人员不拘一格，运用多种沟通方法，如预防性沟通、书面沟通、变换性沟通、集体沟通、协调性沟通及保护性沟通等，同情患者的痛苦，尊重患者的人格，理解患者的期望和要求，维护患者的合法权利，对沟通效果的评价也作了具体规定。

第二节　医患沟通的机制和制度

一、特需医疗服务

随着我国社会经济的飞速发展以及人民物质文化生活水平的不断提高，人们越来越认识到健康的重要性，对医疗服务也有了更高的需求，从早期的基本需求转向人性化、个性化的较高需求，医疗服务也呈现复合性、多样性、多层次性的特点。医院面临新的挑战，为了满足不同人群对医疗服务的需要，特需医疗服务应运而生。

（一）特需医疗服务的定义

特需医疗服务，是指医院在保证医疗基本需求的基础上，为满足人们的特殊医疗需求，在服务措施、服务时间、服务内容等方面提供的优质、便利、供患者自愿选择的医疗服务活动，包括特需门诊、特需病房、点名手术、加班手术、全程护理等形式。

凡需开展特需医疗服务的医疗机构须将特需服务项目、医技人员条件、基本设施设备，以及开展特需服务的形式和服务规范等相关事项，报经当地市级物价及卫生主管部门审批确认后，方可开展特需医疗服务。特需医疗服务价格按成本加适当盈余同时兼顾市场供求情况的定价原则制定，实行价格放宽，由医疗机构根据各自不同情况自主确定，事前应将价格标准分别报当地市级以上物价及卫生主管部门备案。

（二）特需医疗服务的实施

1. 门诊特需服务的实施　在门诊设立特需服务接待处，为特需服务患者实施优先就诊、全程导诊等服务，接受特需服务咨询与预约。有专人全程导诊，各科均可优先就诊，优先检查治疗；并提供代交费、取药、收集检查结果、联系住院等服务。有条件的医院还开设有专门为特需患者服务的特需门诊，环境更为优雅，安排专家坐诊，控制特需患者就诊人数，使患者与医生有更多时间交流。

2. 病房特需服务的实施　一是星级宾馆化病房，环境优雅、舒适，适合于患者的休养；二是家庭式病房，病房的设计体现了家的氛围。特需病房配有中央空调、独立卫生间、闭路电视、直拨电话、沙发、衣柜、微波炉、冰箱，以及呼叫对讲系统和可调控病床等。每天均由副主任医师以上职称医生查房，管床医生由主治医师以上职称医生担任，配备足够的护理力量，确保患者的医疗护理及生活护理。

（三）特需医疗服务的发展趋势

相对基本医疗服务而言，费用高、服务好是特需医疗服务的主要特征。公立医院主要强调的是承担社会责任，应以提供基本医疗服务为主，对于特需医疗服务应该有严格的比例限制。公立医疗机构承担基本医疗项目，特需服务应该主要由非公立医疗机构来承担（图5-2）。

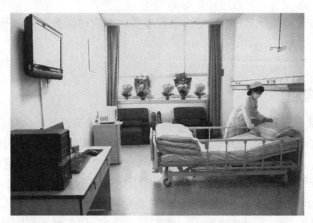

图5-2 特需病房示意图

二、急诊绿色通道

绿色通道是指医院为使患者得到快速、有效的救治而设立的通畅的快捷诊疗方式。它体现了新的医学模式下以病人为中心、以人为本的理念。"绿色通道"的目标是快速、有序、便捷、安全、高效。建立急诊绿色通道是抢救患者生命，应对突发事件的需要。

（一）保障措施

1. 制度保障 医院制定急诊绿色通道制度和流程，强调抢救患者的生命高于一切，规定急诊绿色通道开放范围，明确相关科室及人员职责，规范救治中各环节的衔接，排除一切干扰因素，保障门诊和病房两条绿色通道的畅通。

2. 技术保障 医院应加强急救队伍的培训和急救力量的配备。急诊绿色通道安排临床经验较为丰富的医护团队，随时准备对患者进行紧急救治；为应对突发事件，配有备诊及机动值班人员。制定完善急诊抢救规范，不断开展新业务、新技术，提高急救诊治能力。

3. 设施保障 急诊科的布局应符合人们心理要求和便利原则，实行无障碍建筑，便于运送抢救患者。应配备有先进的抢救设备和充足的抢救药品。医院加强信息化建设，信息系统使医务人员在最短的时间内获得患者的诊疗信息，实施抢救医嘱，提高抢救效率。

（二）生命绿色通道的"三环结构"

急诊生命绿色通道包含着三个环节：院前急救、院内急诊、重症监护。三个环节既是一个整体，又是各自独立的环节，环环紧扣，这就是急诊界常说的"三环结构"。

1. 院前急救 院前急救是生命绿色通道的开端和前段，承担从医院之外呼救的突发现场到医院之间的所有急救、监护、移动等艰巨任务。呼救是进入生命绿色通道的第一步，通常向医院求救的方式是拨打"120"急救电话，由当地急救指挥中心根据患者所处的位置、人数的多少、病情的轻重，按"就近""就急"的原则，指定离患者急救半径最短的有抢救能力的医院，迅速派出车辆、人员尽快赶到现场，对患者进行处置。生命绿色通道在院前急救体现出"急"的特点，院前急救给予孤立无援的伤病患者以坚实的依托，紧紧地握住生命之手，为患者的生存开创了一个良好的开端。

2. 院内急诊 院内急诊是生命绿色通道的中段，担负着承前启后的重要作用。急危重症患者一进入医院，急诊科即有专门的导医人员上前询问、指路，必要时专人引导陪送；不需常规挂号及缴费，先抢救、后其他，直接进入急诊抢救室。生命绿色通道在院内急诊体现出"通"的特点，无阻碍地进行各种诊、查、检、救、治，快捷优先、畅通无阻，包括辅检优先、诊疗优先、救治优先、人员优先，竭尽全力使伤患者得到最好的救治。急诊内、外、妇、儿各科值班医生应能够迅速抢救处理本科急危重症患者,必要时邀请其他专科会诊。遇有抢救患者较多或病情较为复杂时,应由总值班统一组织协调抢救工作。

3.重症监护　重症监护是生命绿色通道的后段,生命绿色通道在重症监护具有"强"的特点。急诊重症监护(EICU)即急诊强化监护室配备各种先进的监护系统,可以进行血流动力学监测、呼吸监测、血氧监测、心电监测、脑电检测、镇静程度监测等;配备多种有创和无创呼吸机,使抢救工作中非常重要的机械通气支持得到必要的保证;配备血液净化机,能够对多名危重患者进行不间断的血液净化治疗,提高多脏器功能不全患者的生存率。重症监护运用最先进的科技手段和设备支持生命,是危重患者获救的关键环节(图5-3)。

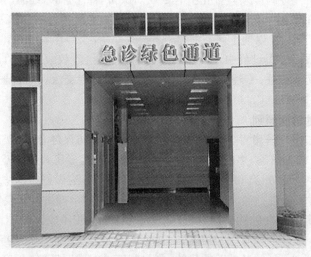

图 5-3　急诊绿色通道

三、导医

门诊是医院医疗服务的窗口,是接待患者的第一线,医务人员在此对患者进行诊疗、抢救、体检、预防保健及健康教育。随着现代医学的迅速发展,分科越来越细,门诊每日人流量大,工作时效性强,患者身份各异、病情复杂、就诊随机,就诊要求也各不相同。医院设置导医,对患者进行就医指导,提供全面优质的服务,日益成为一项重要的工作。

导医一般有三种形式:①医务人员的导医咨询,是导医的主要形式;②医院的板报介绍,但其容量有限且与患者缺乏互动;③多媒体导医,如电子滚动屏、触摸查询系统。导医向公众宣传介绍本院的基本情况及就医指南,如环境布局、技术力量、先进设备、各项政策、收费标准等。不管何种形式的导医,目的都是要让患者快捷地了解就医流程及注意事项,以减少患者就医的滞留时间。导医工作是综合性医院门诊的重要内容,可实现门诊患者分流,防止交叉感染,减少医疗差错,提高医院声誉,增强患者就医信心,是门诊医患沟通的第一步。

(一)导医工作职责

1.迎宾职责　负责患者进出迎送,展示医院形象,时刻保持角色状态,使患者感受医院的文化特色。

2.分诊职责　做到分诊合理,分科准确。按患者疾病的轻、重、缓、急及病种有序地挂号分诊。对待残疾、高龄、身体虚弱的患者应主动接待,合理安排就诊,优先安排检查、治疗。

3.导诊职责　引导患者挂号、候诊检查。对急救、重症、老弱、行动不便的患者,速用平车(轮椅)或搀扶至相关科室,同时全程陪同就诊,帮助患者交费刷卡、取药。对急危患者,应立即协助送抢救室处理。

4.咨询职责　负责门诊咨询电话的接听,认真回答患者咨询,做好登记。负责发放健康教育资料。

5.管理职责　加强与医生的沟通,协调患者与医生的关系,营造良好的就诊环境和秩序。负责发放患者满意度调查表,收集患者的各种意见和建议。

6. 护理职责　对患者履行门诊就诊护理工作职责,如候诊患者病情观察,体温及生命体征测量,护送急危患者,协助医生现场抢救等。

（二）对导医的素质要求

1. 高尚的道德素质　导医应具备医务工作者高尚的职业道德,牢固树立以患者为中心的理念,热情耐心地为患者服务,同情、关爱患者,尊重患者人格,保护患者隐私。

2. 良好的心理素质　导医每天要面对各类不同的患者及其家属,协调解决患者就医过程中出现的各种问题,承受着较大的心理压力。必须学会自我调节,寻找正确的释放渠道,保持良好心态,具备较强的社会适应能力。

3. 过硬的业务素质　导医必须具备扎实的专业知识和丰富的临床经验,能快捷准确地判断出患者需要哪方面的服务和指导。必须掌握医院的科室设置、医生配备、医疗特色、医疗设备、就医程序及环节,新近开展的医疗活动,以便于向咨询的患者进行介绍,引导患者就医。

4. 优美的形象素质　导医过程中还应注意自己的体态语言、仪表着装、面部表情。要求仪表端庄,稳重大方,要以亲切的称呼、专注的眼神、温和的态度与患者交流。语言表达清晰、温和,动作行为规范、敏捷。

（三）不同求医者的导医原则

1. 经常就医者　如慢性病患者、老年患者、孕妇及儿童预防保健者,此类患者因经常来院就诊,患者及家属对医院情况较为熟悉,多能自行候诊。老年患者往往多病共存,应注意观察本次就诊的主要病情,及时作出判断,正确分诊。儿科门诊流动量大,家属多,应做好组织协调,避免患儿间的交叉感染。在患儿候诊时对家长进行健康宣教能取得较好效果。对孕妇进行必要的妊娠期卫生保健、妇婴心理卫生指导,消除其不必要的顾虑,预防妊娠反应带来的紧张不安。

2. 不熟悉医院者　如初诊患者、外地患者、农村患者以及医学知识缺乏者,此类患者大多不熟悉医院情况,应主动询问关心,了解其就医的目的,指导就医。对就医环境、程序不熟悉者,应由导医带领前往。针对某些患者认为到大医院就诊程序复杂且费用较贵的心理,应耐心说明在医院接受规范诊治的必要性。同时根据患者的文化水平、经济状况以及实际病情,为其提供合理检查、合理治疗与合理用药的建议,尽可能使患者少花钱、看好病。

3. 涉及隐私者　如女性患者、人工流产患者、泌尿生殖系统疾病患者尤其是性病患者,往往有不同程度的自卑心理,表情羞怯,神态紧张,叙述病情吞吞吐吐,大多希望由同性别、高年资医生诊治,有时对医务人员有戒备及逆反心理。导医应一视同仁,尊重其人格,保护其隐私,缓解其压力,满足其合理要求。在医务人员与患者之间架起一座相互沟通、互相理解、相互信任的桥梁,使患者感到不被歧视、得到尊重（图5-4）。

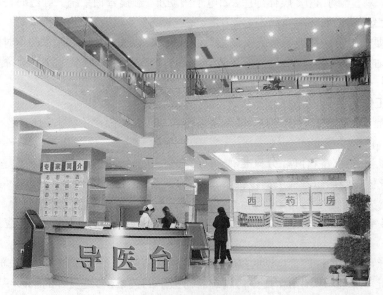

图5-4　导医示意图

四、患者选医生

随着我国医药卫生体制改革的深化,"以病人为中心"的理念日益确立,"患者选医生"的制度在全国逐步展开。"患者选医生"就是患者看病、治病、手术可以"挑"医生,医院根据医生的被选择率和工作量、工作态度、工作质量等,建立一整套量化考核体系,把就医知情权、主动权、医疗服务评价权交给患者,建立起真正以"病人为中心"的全新医疗服务模式。"患者选医生"是医疗服务改革的一个方向,可构建平等和谐的医患关系,增强医院的创造活力。

(一)患者选医生制度的好处

1. 增加患者的知情权、选择权 过去患者到医院就医,由于对医生的情况不太了解,基本处于被动就医地位;推行"患者选医生"的举措后,患者按照医院的简要介绍,能根据医生的资历、专长、医疗水平等情况,结合自己的病情,选择适合的医生进行诊治,由从属地位转换为主导地位。

2. 推动医疗机构内部改革 通过实施"患者选医生",带动医疗机构内部各环节、各岗位公平有序地竞争,深化人事制度和分配制度改革,形成了医院内部的竞争、激励和约束机制,有利于医疗机构改善服务态度,提高医疗质量、医疗水平和工作效率。

3. 促使医务人员提高自身素质 "患者选医生"体现了优胜劣汰、竞争上岗、多劳多得、优劳优得的原则,关系到每位医务人员的价值体现和切身利益。只有知名度高、业务技术过硬、服务态度好的医生,才能得到患者的认可。这就促使每位医务人员必须不断提升自身综合素质,确保在竞争中立于不败之地。

(二)实施策略

"患者选医生"是调整医患关系的重大改革,既要勇于探索,又要周密设计,应充分考虑到实施过程中可能出现的问题并制定对策。

1. 建立健全运行机制 将竞争机制引入医疗机构内部各个环节,推动医疗机构人事分配制度改革。要建立健全综合考核制度,定期进行考核,把"患者选医生"的结果,作为对医务人员进行职业道德、工作业绩、技术水平考核的重要内容。将考核结果作为岗位竞争和分配的重要依据,建立起有竞争、有约束、有激励、有活力的内部运行机制。

2. 树立医生的良好形象 "患者选医生"营造了一种公平竞争的氛围,引导医生认识"能力重于资历,本领胜过年龄"的道理,树立起患者首选的自信心。其次鼓励医生努力钻研业务,掌握真才实学。教育医生注重医德修养,善于沟通,学会人性化服务的本领。

3. 完善导医咨询制 医疗机构要将医生的照片、职称、专业特长和其他相关资料,实事求是地给予明示。通过宣传栏、电视、电子屏幕和新闻媒体加强医患沟通,规范医患谈话制度。选派熟悉医院情况、有一定医学知识和临床经验,富有爱心和责任心的医护人员为患者导医,向患者介绍在门诊、住院部选择医生的具体方法,便于患者就诊。

4. 充分发挥医疗小组的作用 门诊应多选派具有中、高级职称的医生应诊,提高首次确诊率。合理配备住院医生,使住院医生在上级医生的带教下,得到锻炼和提高。组成三级医师医疗小组,小组要充分体现各年龄段、各级职称和不同技术水平的优化组合,小组负责就诊患者的全过程诊疗工作,包括门诊、住院、治疗和手术及出院后的随访和复诊等。住院患者选医生实际上就是选一个"组",被选定的医师通常是其所在"组"的领头人,诊治工作要有全体"组员"共同实施。使所有医生都有实践的机会,既可以充分发挥团队作用,又可以防止人才断层。

5. 配合社区医疗服务 社区医疗服务机构是建立相对固定的医患关系的重要载体,所有医院正积极地与社区医疗服务机构建立合作伙伴关系,由社区指导患者择医,最终形成"大病进医院,小病在社区"的双向转诊制度。在社区卫生服务中,让居民自主选择社区医生。社区医生应熟悉了解社区内外卫生资源情况,帮助患者选择专科服务,协助患者转诊和会诊。

6. 建立价格调节机制 拉开不同级别医院、不同职别医生在挂号费、诊疗费上的价格差异,更好地体现医疗技术水平的劳务价值。这样,可以使初诊患者、病情并不复杂的患者选择年轻医生,形成合理的患者分流。实行首诊负责制可以大胆地选择和培养年轻医生。

在实行"患者选医生"的改革过程中,要注重对青年医生的培养,健全培养措施,为青年医生提供足够的实践和锻炼机会,创造人才辈出的良好环境;要注重发扬团队精神,处理好局部与整体、竞争与协作的关系,保证各学科、各部门协调运转;要及时针对"病人选医生"出现的新情况,完善相应的管理制度,科学合理确定工作量,规范医疗行为,保证医疗质量。

第三节　医患沟通的途径

一、医院健康教育

健康教育是通过信息传播和行为干预,帮助个人和群体掌握卫生保健知识,树立健康观念,自愿采纳有利于健康的行为和生活方式的教育活动与过程。

医院健康教育的广义概念是指以健康为中心,以医疗保健机构为基础,为改善患者及其家属、社区居民以及医院员工的健康相关行为而进行的有组织、有计划、有目的的健康教育活动。医院健康教育包括患者健康教育、医务人员健康教育、社区健康教育和社会健康教育。

(一)患者健康教育

医院健康教育的狭义概念又称临床健康教育或患者健康教育,是以患者为中心,针对到医院接受医疗保健服务的患者个体及其家属所实施的健康教育活动,其目的是防治疾病,促进身心康复。

造成当前医患关系紧张的重要原因之一,就在于医患双方所掌握的医学知识有较大差距,医学信息的不对称导致医患沟通不畅,使得患方对医方不理解、不信任,容易发生矛盾和冲突。因此,开展对患者及家属的健康教育尤为必要。患者健康教育包括门诊教育和住院教育。

1. 门诊教育　门诊教育是指对患者在门诊治疗过程中进行的健康教育,包括候诊教育、随诊教育、咨询教育。

(1)候诊教育:指在患者候诊期间,针对候诊知识及该科常见疾病所进行的健康教育,主要形式包括在候诊处设置宣传栏、播放电视及电子滚动屏、摆放宣传资料等。

(2)随诊教育:指在诊疗过程中,医护人员根据病情对患者进行的口头教育和指导。因门诊医护人员与患者交流时间短,可使用健康教育处方来对口头教育进行补充和完善,也便于患者保存和阅读。

(3)咨询教育:指医护人员对门诊患者或家属提出的有关疾病与健康问题进行解答。

2. 住院教育　住院教育是指对住院患者及家属进行的健康教育,包括入院教育、病房教育、出院教育和随访教育。

(1)入院教育:指医护人员在患者入院时进行的健康教育,主要包括医院的有关规章制度及注意事项,如生活制度、探视制度、卫生制度等,帮助患者及家属尽快熟悉住院环境,遵守住院制度,配合治疗。

(2)病房教育:指医护人员在患者住院期间进行的经常性健康教育。医护人员根据各自的工作特点,针对患者的病情和需求,进行深入、系统的教育与指导,主要包括患者所患疾病的病因、发病机制、临床表现、诊治方案、饮食起居等知识,以建立良好的医患关系,提高患者的依从性。

(3)出院教育:指医护人员在患者出院时进行的教育,主要包括医疗效果、病情现状,以及继续用药、定期复查、生活方式、功能锻炼等注意事项,帮助患者出院后继续巩固疗效、防止复发。

(4)随访教育:通过电话、书信、家访等形式,根据患者病情需要,给患者长期、动态的咨询与指导。

在新的医患关系环境下,患者迫切需要得到针对性强的健康教育,使他们尽快地与医护人员产生共同的认知,互相理解,积极合作。几乎每个患者都会向医护人员提出许多关于自身疾病的问题,涉及众多基础医学和临床医学知识。虽然这些医学知识不是大量和系统的,但对患者却非常重要和关键,能够帮助他们解开其心结,消除其疑惑,增添战胜疾病的信心和勇气。

有效开展针对患者的健康教育的方法:第一,医务人员要修正患者不需要懂得医学知识的传统错误观念,需明确必须给予患者一定相关的医学知识和信息的重要性。第二,医务人员在诊疗过程中,凡是需要医患沟通的环节,都应针对患者病情和心理认真准备,积极与患者和家属交流,耐心细致、通俗易懂地讲解相关医学知识和信息,尽量缩小医患医学知识信息的差距,使患者趋于理性和客观,理解并配合医方的工作。第三，医院各科室都要建立患者教育职责，由专人负责，以医生为核心，护士为主体，充分发挥集体的力量和作用。

在对患者进行健康教育时，要先分析了解患者的需要，然后确定健康教育的目标，再拟订教育计划，确定健康教育的时间、场合及内容，安排教育人员，选择合适的教育方法实施，最后还要对健康教育进行评价。

健康教育应形式多样、内容丰富，可以采用上课集中培训、专题讲座、召开座谈会、举办病友联谊会、健康家园活动等方式，利用电视、电子屏、宣传栏、健康资料、医院网站等工具，对患者及家属进行比较规范、目的性强、时效性强的健康教育。最有效的方式仍然是专科医师针对患者具体情况的一对一交谈，要主动、热情、充满信心，以满足患者的心理需要。在与患者交谈时，应客观、公正，采取接纳的态度，避免主观、偏见、批评、训诫。要让患者感觉出教育者的诚意，缩短彼此距离，取得患者的合作。不成熟的建议或承诺反而会加重患者的心理负担或导致医疗纠纷。

（二）医务人员健康教育

为更好地开展患者健康教育，并促进医务人员自身的身心健康，也应针对医务人员进行相应的健康教育。

1. 内容　包括健康教育基本理论与方法，人际交流技巧，行为干预方法与技巧，与预防、医疗及康复有关的心理行为知识及技能。

2. 形式　①健康教育专兼职人员业务培训。采取脱产学习，参加在职进修、函授、短期培训班等形式，系统学习健康教育基本理论与方法，提高业务技能。培养进行社区干预研究，健康教育计划设计、实施和评价的能力。②全员岗位培训。通过业务学习、专题讲座等形式，结合本专业特点和工作需要，普及有关知识；进行人际交流技巧培训，提高健康教育的知识与技能及工作热情。③开展医务人员健康促进活动。针对医务人员存在的问题，有计划有组织地实施干预活动，促使医务人员建立健康的生活方式，增强自身的身心健康。

（三）社区健康教育

社区健康教育是以社区为基本单位，社区人群为教育对象，以促进居民健康为目标进行的健康教育活动。医院应与社区卫生服务机构密切联系，帮助提高健康教育技能与水平，定期组织医护人员面向社区居民和重点人群进行健康教育活动。

1. 内容　①开展合理饮食、控制体重、适当运动、心理平衡、控烟、限酒等健康生活方式及控制药物依赖、戒毒等可干预危险因素健康教育；②对0～6岁儿童家长、青少年、孕产妇、妇女、老年人、残疾人、农民工等人群进行健康教育；③开展高血压、糖尿病、结核病、重型精神病等重点疾病健康教育；④开展食品安全、环境卫生等公共卫生问题健康教育；⑤开展应对突发公共卫生事件、防灾救灾、家庭急救等健康教育；⑥宣传普及医疗卫生法规及相关政策。

2. 形式　①提供健康教育资料；②设置健康教育宣传栏；③开展公众健康教育咨询活动；④举办健康知识讲座；⑤开展个体化健康教育。

（四）社会健康教育

1. 与大众传播媒体合作　通过报纸、杂志、广播电视，或录像、电影等，提供健康科普稿件，开辟专家咨询、健康知识讲座等专题栏目，对群众中存在的影响人群健康问题，进行健康宣传教育。这种健康教育具有效率优势，如电视与广播，覆盖面大，是社会健康教育的主要形式。

2. 利用各种卫生宣传日　如"世界卫生日""世界防治结核病日""世界艾滋病日""世界糖尿病日""世界高血压日""世界强化免疫日""世界无烟日""世界精神卫生日""国际助残日""全国爱牙日""全国爱眼日"等，开展街头健康宣传或义诊咨询（图5-5）。

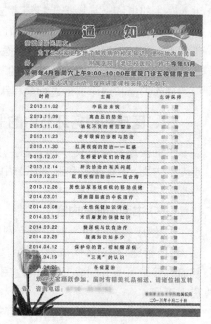

图5-5　健康教育示意图

61

二、"一站式"服务

（一）"一站式"服务的概念

"一站式"服务原为商业概念,是指客户一旦有需求,进入某个服务站点,所有的问题都可以解决,没有必要再找第二家,本质是系统销售服务。"一站式"服务就是把需要集中办理的事项和具体有关联的收费、服务及其他系统最大限度地进行调度,形成完整的服务链。其实质是服务的集成、整合,既有服务流程的整合,又有服务内容的整合。"一站式"服务最先萌生在欧美,其后迅速扩展到全球,全面提供各种服务的"一站式"服务理念开始流行。医院门诊服务由"多站式"向"一站式"的转变,体现了对患者的人文关怀。省时省力的"一站式"服务将成为今后医疗行业服务的发展趋势,这不仅仅意味着服务"量"的变化,更是服务"质"的提高。

（二）"一站式"服务的实施

门诊挂号、候诊、交费时间较长,而医生问诊时间往往很短,这种"三长一短"现象长期困扰患者和医院,既影响了医疗服务质量,也加剧了医患紧张关系。医院管理者应牢固树立"以患者为中心"的服务意识,根据门诊工作特点及规律,引进"一站式"服务新理念,简化挂号、检查、收费、取药等各环节程序。

1．开通网上及电话预约挂号业务　患者在家中可通过网络或电话预约挂号,来院后直接取号就诊。通过预约挂号,医院可以提前掌握就诊患者的数量、病种,合理安排医生接诊,协调患者就诊时间,实现均匀就诊。另外也能在一定程度上打击贩卖专家号的行为。

2．使用医院信息化管理系统　医生通过电脑开具检查单及处方,系统自动划价,患者交费、检查、取药等环节将变得快捷便利。

3．提供全程导诊服务　医院为患者提供从导医、分诊、挂号、就诊、收费、取药、治疗等全程导诊服务;各专科实行护士分诊,对年老体弱、疑难病症和特需服务的患者,实行全程导医陪同。

4．合理调整门诊科室布局　在门诊现有条件下科学设置科室,优化门诊工作流程,减少患者等候时间,避免患者往返奔波。

5．开展多样化服务　如提供便民措施,开设方便门诊;开设特需门诊,满足不同层次患者的需求;开通咨询专线,解答患者提问,指导就医,为患者预约挂号、预约检查、预约门诊及办理住院等。

（三）"一站式"服务流程

"一站式"服务系统可以包括以下流程:患者来到门诊大厅→导诊护士向患者提供挂号预填单→导诊护士根据预填单将患者的基本信息输入医院的电脑(患者并不需要挂号排队)→患者的基本信息进入医生的电脑→导诊护士将患者按 VIP、专科、综合门诊等进行分流,分别安排到各个楼层的候诊大厅→患者在候诊大厅中候诊→候诊大厅的显示屏幕将按顺序出现患者的名字→患者在领诊护士的带领下,前往门诊医生处就诊→经医生检查,由医生开据检查单或处方,并在电脑上进行划价→医院各个部门的电脑会同时得到患者的基本信息→患者交费。进行每一个治疗环节时,同样会有相应部门的导诊护士和跟诊护士进行全程跟踪服务,直至患者满意地做完简单检查和治疗。

三、医疗和服务环节中的书面沟通

书面沟通是沟通双方借助文字、图画、图表等文字符号进行的沟通。书面沟通是医患交流的一个重要的方面,重视医疗和服务环节中的书面沟通,是和谐医患关系的需要,也是对医患双方权利的有效维护。

（一）书面沟通的内容

1．健康教育资料　医院各专科可以根据自身专业的特点,将常见病的病因、临床特点、治疗方法、预防措施、随访等制成健康教育资料,患者或家属可以随时索取。对医院规章制度、入院流程、出院流程等也可一并制成书面材料,免费发放给患者,或做成板报、宣传栏,或公布在医院网站上,便于患者查询。

2．对丧失语言能力的患者应当采用书面形式进行沟通。

3．诊疗过程中的各种书面材料。

4. 诊疗过程中各种知情同意书、协议书　包括特殊检查知情同意书、特殊治疗知情同意书、手术知情同意书等，以下为常见知情同意书内容格式：

特殊检查知情同意书

尊敬的患者：

　　您好！

　　根据您目前的病情，您有该检查的适应证，根据《医疗机构管理条例实施细则》的规定，特殊检查是指有一定危险性，可能产生不良后果的检查；由于患者体质特殊或者病情危笃，可能对患者产生不良后果和危险的检查；临床试验性检查；收费可能对患者造成较大经济负担的检查。医师特向您详细介绍和说明如下内容：特殊检查项目名称、目的、费用、可能出现的并发症、风险及替代医疗方案，帮助您了解相关知识，作出选择。

一般项目	患者姓名＿＿＿＿＿＿＿　　性别＿＿＿＿＿＿＿　　年　龄＿＿＿＿＿＿＿ 科　室＿＿＿＿＿＿＿　　病房＿＿＿＿＿＿＿　　病案号＿＿＿＿＿＿＿
医师告知	【检查前诊断】＿＿＿＿＿＿＿＿＿＿＿＿＿＿＿＿＿＿＿＿＿＿＿＿＿＿＿＿ 【拟行检查指征及禁忌证】＿＿＿＿＿＿＿＿＿＿＿＿＿＿＿＿＿＿＿＿＿ 【不同的检查方案介绍】 根据您的病情，我院主要有以下几种检查方案： ＿＿＿＿＿＿＿＿＿＿＿＿＿＿＿＿＿＿＿＿＿＿＿＿＿＿＿＿＿＿＿＿＿＿＿＿ ＿＿＿＿＿＿＿＿＿＿＿＿＿＿＿＿＿＿＿＿＿＿＿＿＿＿＿＿＿＿＿＿＿＿＿＿ ＿＿＿＿＿＿＿＿＿＿＿＿＿＿＿＿＿＿＿＿＿＿＿＿＿＿＿＿＿＿＿＿＿＿＿＿ ＿＿＿＿＿＿＿＿＿＿＿＿＿＿＿＿＿＿＿＿＿＿＿＿＿＿＿＿＿＿＿＿＿＿＿＿ ＿＿＿＿＿＿＿＿＿＿＿＿＿＿＿＿＿＿＿＿＿＿＿＿＿＿＿＿＿＿＿＿＿＿＿＿ 【建议拟行检查名称】＿＿＿＿＿＿＿＿＿＿＿＿＿＿＿＿＿＿＿＿＿＿＿＿＿ 【检查目的】＿＿＿＿＿＿＿＿＿＿＿＿＿＿＿＿＿＿＿＿＿＿＿＿＿＿＿＿＿ 【检查部位】＿＿＿＿＿＿＿＿＿＿＿＿＿＿＿＿＿＿＿＿＿＿＿＿＿＿＿＿＿ 【拟行检查日期】＿＿＿＿＿＿＿＿＿＿＿＿＿＿＿＿＿＿＿＿＿＿＿＿＿＿＿ 【拒绝检查可能发生的后果】＿＿＿＿＿＿＿＿＿＿＿＿＿＿＿＿＿＿＿＿＿＿ 【患者自身存在高危因素】＿＿＿＿＿＿＿＿＿＿＿＿＿＿＿＿＿＿＿＿＿＿＿ 【高值医用耗材】检查中可能使用的高值医用耗材＿＿＿＿＿＿＿＿＿＿＿＿ □自费　□部分自费　□超过千元（详见使用自费药品和高值医用耗材告知同意书） 【检查中可能出现的并发症、医疗风险】 □1. □2. □3. 其他：＿＿＿＿＿＿＿＿＿＿＿＿＿＿＿＿＿＿＿＿＿＿＿＿＿＿＿＿＿＿＿＿＿＿ 我们将以高度的责任心，认真执行检查操作规程，做好抢救物品的准备，针对可能发生的并发症做好应对措施及检查过程中的密切观察。该检查一般不会引起严重的并发症，出现死亡、残疾、组织器官损伤导致功能障碍等严重不良后果的情况很少，**但由于医疗技术水平的局限性，个人体质的差异，医疗意外风险不能做到绝对避免，也可能出现不可预见且未能告知的特殊情况，恳请理解。** 【检查后主要注意事项】 ＿＿＿＿＿＿＿＿＿＿＿＿＿＿＿＿＿＿＿＿＿＿＿＿＿＿＿＿＿＿＿＿＿＿＿＿＿ 　　鉴于检查设备、条件、位置、体质等因素的影响，该特殊检查可能不能完成，有可能不能得出检查结果，或检查结果得出后仍无法作出明确诊断，需再做进一步的检查；且结果存在一定的误差率；检查结果需要医师结合临床综合判断。 　　我已向患者解释过此知情同意书的全部条款，我认为患者或患者委托代理人已知并理解了上述信息。 经治医师签字：＿＿＿＿＿　签字时间：＿＿＿年＿＿月＿＿日＿＿时＿＿分　签字地点：＿＿＿＿＿

患者及委托代理人意见	**我及委托代理人确认:** 医师向我解释过我的病情及所接受的特殊检查,并已就_____(请填第()到()项)医疗风险向我进行了详细说明。我了解该项检查可能出现的风险和结果的不确定性等情况。 医师向我解释过其他可替代检查方案及其风险,我知道我有权拒绝或放弃此项检查,并知道由此带来的不良后果及风险,我已就我的病情、该检查及其风险以及相关的问题向我的医师进行了详细的咨询,并得到了满意的答复。 **(请患者或委托代理人注明"我已认真倾听和阅读并了解以上全部内容,我做以下声明"字样)** 我_____(填同意)接受该检查方案并愿意承担检查风险。 **并授权医师:** 在发生紧急情况下,为保障本人的生命安全,医师有权按照医学常规予以紧急处置,更改并选择最适宜的方案实施必要的抢救。 患者签字:_____ 委托代理人签字:_____ 签字时间:___年___月___日___时___分 签字地点:_____ 我_____(填不同意)接受该检查方案,并且愿意承担因拒绝施行检查而发生的一切后果。 患者签字:_____ 委托代理人签字:_____ 签字时间:___年___月___日___时___分 签字地点:_____
备注	如果患者或委托代理人拒绝签字,请医生在此栏中说明。

注:建议此知情同意书采用一式两份,患者方留存一份。

特殊治疗知情同意书

尊敬的患者:

您好!

根据您目前的病情,您有该治疗的适应证,根据《医疗机构管理条例实施细则》的规定,特殊治疗是指有一定危险性,可能产生不良后果的治疗;由于患者体质特殊或者病情危笃,可能对患者产生不良后果和危险的治疗;临床试验性治疗;收费可能对患者造成较大经济负担的治疗。医师特向您详细介绍和说明如下内容:特殊治疗项目名称、目的、费用、可能出现的并发症、风险及替代医疗方案,帮助您了解相关知识,作出选择。

一般项目	患者姓名_____ 性别_____ 年龄_____ 科 室_____ 病房_____ 病案号_____
医师告知	【治疗前诊断】_____ 【拟行治疗指征及禁忌证】_____ 【不同的治疗方案介绍】 根据您的病情,我院主要有以下几种治疗方案: _____ _____ 【建议拟行治疗名称】_____ 【治疗目的】_____ 【治疗部位】_____ 【拟行治疗日期】_____ 【拒绝治疗可能发生的后果】_____ 【患者自身存在高危因素】_____ 【高值医用耗材】治疗中可能使用的高值医用耗材_____ □自费 □部分自费 □超过千元(详见使用自费药品和高值医用耗材告知同意书)

64

医师告知	【治疗中可能出现的并发症、医疗风险】 ☐ 1. ☐ 2. ☐ 3. ☐ 4. ☐ 5. ☐ 6. ☐ 7. 其他: 　我们将以高度的责任心,认真执行治疗操作规程,做好抢救物品的准备及治疗过程中的密切观察。针对可能发生的并发症做好应对措施,一旦发生意外或并发症,我们将积极采取相应的抢救措施。**但由于医疗技术水平的局限性,个人体质的差异,医疗意外风险不能做到绝对避免,也可能出现不可预见且未能告知的特殊情况,恳请理解。** 【治疗后主要注意事项】＿＿＿＿＿＿＿＿＿＿＿＿＿＿＿＿＿＿＿＿＿＿＿＿＿＿＿＿＿ ＿＿＿＿＿＿＿＿＿＿＿＿＿＿＿＿＿＿＿＿＿＿＿＿＿＿＿＿＿＿＿＿＿＿＿＿＿＿＿ 　我已向患者解释过此知情同意书的全部条款,我认为患者或患者委托代理人已知并理解了上述信息。 经治医师签字:＿＿＿＿＿＿　　签字时间:＿＿年＿＿月＿＿日＿＿时＿＿分　签字地点:＿＿＿＿＿＿
患者及委托代理人意见	**我及委托代理人确认:** 　医师向我解释过我的病情及所接受的治疗,并已就＿＿＿＿＿＿＿＿(请填第( )到( )项)医疗风险向我进行了详细说明。我了解治疗可能出现的风险、效果及预后等情况,并知道治疗是创伤性诊疗手段,由于受医疗水平局限、个体差异的影响,可能发生医疗意外及医师不可预见的危险情况。 　医师向我解释过其他治疗方式及其风险,我知道我有权拒绝或放弃此项治疗,并知道由此带来的不良后果及风险,我已就我的病情、该治疗及其风险以及相关的问题向我的医师进行了详细的咨询,并得到了满意的答复。 **(请患者或委托代理人注明"我已认真倾听和阅读并了解以上全部内容,我做以下声明"字样)** 　我＿＿＿＿＿＿＿＿(填同意)接受该治疗方案并愿意承担检查风险。 **并授权医师:**在发生紧急情况下,为保障本人的生命安全,医师有权按照医学常规予以紧急处置,更改并选择最适宜的方案实施必要的抢救。 　患者签字:＿＿＿＿＿＿＿＿＿＿＿　　　　委托代理人签字:＿＿＿＿＿＿＿＿＿＿＿ 　签字时间:＿＿年＿＿月＿＿日＿＿时＿＿分　签字地点:＿＿＿＿＿＿＿＿＿＿＿ 　我＿＿＿＿＿＿＿＿(填不同意)接受该检查方案,并且愿意承担因拒绝施行治疗而发生的一切后果。 　患者签字:＿＿＿＿＿＿＿＿＿＿＿　　　　委托代理人签字:＿＿＿＿＿＿＿＿＿＿＿ 　签字时间:＿＿年＿＿月＿＿日＿＿时＿＿分　签字地点:＿＿＿＿＿＿＿＿＿＿＿
备注	如果患者或委托代理人拒绝签字,请医生在此栏中说明。

注:①以治疗为目的,需先履行检查的,可在此告知书中一并填写。②建议此知情同意书采用一式两份,患者方留存一份。

手术知情同意书

尊敬的患者：

　　您好！

　　根据您目前的病情，您有此手术适应证，医师特向您详细介绍和说明如下内容：术前诊断、手术名称、手术目的、术中拟使用高值医用耗材和仪器、术中或术后可能出现的并发症、手术风险及替代医疗方案等。帮助您了解相关知识，作出选择。

一般项目	患者姓名＿＿＿＿＿＿＿　性别＿＿＿＿＿＿＿　年　龄＿＿＿＿＿＿＿ 科　室＿＿＿＿＿＿＿　病房＿＿＿＿＿＿＿　病案号＿＿＿＿＿＿＿
医师告知	【术前诊断】＿＿＿＿＿＿＿＿＿＿＿＿＿＿＿＿＿＿＿＿＿＿＿＿＿＿ 【拟行手术指征及禁忌证】＿＿＿＿＿＿＿＿＿＿＿＿＿＿＿＿＿＿＿＿ 【替代医疗方案】(不同的治疗方案及手术方式介绍) 根据您的病情，目前我院主要有如下治疗方法和手术方式： ＿＿＿＿＿＿＿＿＿＿＿＿＿＿＿＿＿＿＿＿＿＿＿＿＿＿＿＿＿＿＿＿ ＿＿＿＿＿＿＿＿＿＿＿＿＿＿＿＿＿＿＿＿＿＿＿＿＿＿＿＿＿＿＿＿ ＿＿＿＿＿＿＿＿＿＿＿＿＿＿＿＿＿＿＿＿＿＿＿＿＿＿＿＿＿＿＿＿ ＿＿＿＿＿＿＿＿＿＿＿＿＿＿＿＿＿＿＿＿＿＿＿＿＿＿＿＿＿＿＿＿ 【建议拟行手术名称】＿＿＿＿＿＿＿＿＿＿＿＿＿＿＿＿＿＿＿＿＿＿ 【手术目的】＿＿＿＿＿＿＿＿＿＿＿＿＿＿＿＿＿＿＿＿＿＿＿＿＿＿ 【手术部位】＿＿＿＿＿＿＿＿＿＿＿＿＿＿＿＿＿＿＿＿＿＿＿＿＿＿ 【拟行手术日期】＿＿＿＿＿＿＿＿＿＿＿＿＿＿＿＿＿＿＿＿＿＿＿＿ 【拒绝手术可能发生的后果】＿＿＿＿＿＿＿＿＿＿＿＿＿＿＿＿＿＿＿＿ 【患者自身存在高危因素】＿＿＿＿＿＿＿＿＿＿＿＿＿＿＿＿＿＿＿＿＿ ＿＿＿＿＿＿＿＿＿＿＿＿＿＿＿＿＿＿＿＿＿＿＿＿＿＿＿＿＿＿＿＿ 【高值医用耗材】术中可能使用的高值医用耗材＿＿＿＿＿＿＿＿＿＿＿＿ ＿＿＿＿＿＿＿＿＿＿＿＿＿＿＿＿＿＿＿＿＿＿＿＿＿＿＿＿＿＿＿＿ □自费　□部分自费　□超过千元(详见使用自费药品和高值医用耗材告知同意书) 【术中或术后可能出现的并发症、手术风险】 □1. □2. □3. □4. □5. □6. □7. □8. 其他：＿＿＿＿＿＿＿＿＿＿＿＿＿＿＿＿＿＿＿＿＿＿＿＿＿＿＿＿＿＿ 　　我们将以高度的责任心，认真执行手术操作规程，做好抢救物品的准备及手术过程中的监测。针对可能发生的并发症做好应对措施，一旦发生手术意外或并发症，我们将积极采取相应的抢救措施。**但由于医疗技术水平的局限性及个人体质的差异，意外风险不能做到绝对避免，且不能确保救治完全成功，可能会出现死亡、残疾、组织器官损伤导致功能障碍等严重不良后果，及其他不可预见且未能告知的特殊情况，恳请理解。** 【术后主要注意事项】＿＿＿＿＿＿＿＿＿＿＿＿＿＿＿＿＿＿＿＿＿＿＿ ＿＿＿＿＿＿＿＿＿＿＿＿＿＿＿＿＿＿＿＿＿＿＿＿＿＿＿＿＿＿＿＿ 　　我已向患者解释过此知情同意书的全部条款，我认为患者或患者委托代理人已知并理解了上述信息。 经治医师签字：＿＿＿＿＿＿　签字时间：＿＿年＿＿月＿＿日＿＿时＿＿分　签字地点：＿＿＿＿＿＿ 术　者　签　字：＿＿＿＿＿＿　签字时间：＿＿年＿＿月＿＿日＿＿时＿＿分　签字地点：＿＿＿＿＿＿

患者及委托代理人意见	我及委托代理人确认： 　　医师向我解释过我的病情及所接受的手术，并已就_____（请填第（）到（）项）医疗风险向我进行了详细说明。我了解手术可能出现的风险、效果及预后等情况，并知道手术是创伤性治疗手段，由于受医疗技术水平局限、个体差异的影响，术中术后可能发生医疗意外及存在医师不可事先预见的危险情况。 　　医师向我解释过其他治疗方式及其风险，我知道我有权拒绝或放弃此手术，也知道由此带来的不良后果及风险，我已就我的病情、该手术及其风险以及相关的问题向我的医师进行了详细的咨询，并得到了满意的答复。 　　**（请患者或委托代理人注明"我已认真倾听和阅读并了解以上全部内容，我做以下声明"字样）** 　　我_____（填同意）接受该手术方案并愿意承担手术风险。 　　**并授权医师**：在术中或术后发生紧急情况下，为保障本人的生命安全，医师有权按照医学常规予以紧急处置，更改并选择最适宜的手术方案实施必要的抢救。 　　患者签字：_____　　　　委托代理人签字：_____ 　　签字时间：___年___月___日___时___分　签字地点：_____ 　　我_____（填不同意）接受该手术方案，并且愿意承担因拒绝施行手术而发生的一切后果。 　　患者签字：_____　　　　委托代理人签字：_____ 　　签字时间：___年___月___日___时___分　签字地点：_____
备注	如果患者或委托代理人拒绝签字，请医生在此栏中说明。

注：①术前未能预料、未告知的情况，如手术方案更改、切除器官、腔镜手术改开刀手术等，应重新履行告知并签署知情同意书。②建议此知情同意书采用一式两份，患者自留存一份。

（二）书面沟通的技巧

1. 注重内容，深层交流　书面沟通过程中，应避免只注重形式，简单地让患者签字，而忽略了与患者进行深层次的交流。对于重要的检查，要向患者讲明对疾病诊断的意义、检查的要求、检查时的注意事项、检查结果的含义；特别对于一些创伤性检查，患者往往有恐惧心理，要耐心地解释其必要性，缓解患者的压力，稳定患者的情绪。

2. 尊重患者，留有余地　由于医学的不确定性，对于疾病的治疗可能有多种方案，治疗结果也是不确定的。医务人员要用通俗易懂的语言向患者说明各种治疗方案的利弊，让患者参与选择，尊重患者的权利，取得患者的支持和配合，并在病历中有详细的记录。在书面医患沟通过程中，尽量避免对疾病可能的转归、治疗的效果等作肯定或否定的结论，而只对治疗过程作客观的描述记录。

3. 充分告知，共担风险　对于手术同意书的签订，不能让患者误以为医务人员是在逃避风险、规避责任。医务人员在与患者签订手术同意书时，首先是要取得患者的信任，让患者认识到手术协议书的签订是尊重患者权利的体现，而医患双方有着共同的努力目标——患者的康复，医务人员一定会尽心尽力。协议书上的手术风险要向患者解释清楚，这个过程语言技巧非常重要，既要让患者坚定战胜疾病的信念，又要让患者对手术的风险有必要的理解，所以医务人员交代风险时，要着重交代对可能的手术风险的防范措施。要让患者明白医务人员无论术前还是术中、术后对可能的手术风险都有预见，针对风险已采取了相应的防范措施。

4. 利用信函，人文关怀　医患沟通中的医患书信往来，较大部分是医院出于某种即时需要，是短暂的联系，医院被动礼节性地回复患者的来信，较少有从患者的角度出发，主动与患者进行医疗信息的交流和共享。事实上，信函式的沟通和交流是非常温馨和富含人情味的，这种沟通形式往往能起到意想不到的沟通效果，它体现了医院的真诚和善意，洋溢着浓郁的人文情愫和服务责任感，能有效地拉近医患之间的距离。

案例评析

　　患者，男，20岁，车祸后小腿骨折，需手术治疗。手术前医生请家长在手术同意书及麻醉同意书上签字。同意书罗列的是手术可能出现的意外："手术危险性：1. 麻醉意外；2. DIC（大出血）；

3．休克；4．病情特殊手术中断；5．重大脏器衰竭；6．术野变异粘连剥离损伤周围组织；7．昏迷；8．死亡。""术后并发症、后遗症：1．全身感染中毒；2．局部感染；3．瘘疾；4．组织粘连引起的合并症；5．水电解质平衡失调；6．昏迷（植物人）；7．DIC（大出血）；8．休克、衰竭；9．功能丧失（障碍）；10．死亡。"

其母还没有看完就已经哭出了声，其父则认为其实小腿骨折的修复是个小手术，医院这样是不想承担责任。虽然家长还是签了字，患者也顺利接受完手术，但家长回想起当时签署手术协议书的感觉仍然心有余悸，就像是与儿子生离死别一样。

评析：

1．不少患者及家属在签署手术协议书时都心存疑虑，认为医方是乘人之危，规避风险，逃避责任。

2．首先应耐心解释根据有关法律法规，患方对医方的治疗有知情权和同意权，医方此举是尊重患方权利的体现。

3．其次告知虽然术中存在风险，但医方有一定的预见，并会采取相应防范措施。

4．最后说明医方如确有过失，患方仍可按正常途径维权。

5．如以上环节医方沟通到位，绝大多数患者及家属都能理解并签字。

四、医院环境的优化

医院环境一般包括物理环境和社会环境。物理环境指以医院的建筑设计、基本设施、院容院貌等为主的物质环境，如空间、温度、湿度、通风、光线等；社会环境指医疗服务环境和医院管理环境，如人际关系、医院规则等。医院环境是无声的沟通语言，对患者发挥着潜移默化的功效，有着巨大的环境语言影响力。患者不仅对医院医疗技术水平有着较高的要求，也希望在良好的医院环境中享受优质服务。便利、舒适、温馨、安全的医院环境有助于患者的身心恢复，能提高患者的满意程度。良好的医院环境是保证医疗、护理工作顺利运行，促进患者康复的重要条件，创造良好的医院环境是医院管理工作的重要组成部分。

（一）医院环境优化的目标

1．使患者感到安全　安全是第一需要，为患者创造安全可靠的就医环境至关重要。

2．使患者感到舒适　医院环境设计要与现代医学模式以及技术与情感相契合，使患者生理上舒适，精神上愉快。

使患者感到受尊重　医院环境应处处体现出尊重患者的权利，以患者为中心的理念。

4．树立良好的社会形象　良好的医院环境有助于提高患者的满意度，在患者心中树立起可信赖的形象，提升医院的知名度、美誉度，为医患沟通创造好的开端。

（二）医院物理环境的优化

1．空间　病区的空间环境及各类陈设应规格统一，布局整齐；病床之间距离应大于 1m，可用围帘遮挡，以保护患者隐私；各种设备和用物设置合理，清洁卫生；避免污垢积存，防止细菌播散。

2．温度、湿度　病室适宜的温度一般冬季为 18～22℃、夏季 19～24℃、儿科病室 22～24℃，相对湿度以 50%～60% 为宜。根据季节和条件因地制宜地采用开窗通风、地面洒水、空气调节器等措施，调节室内温湿度。

3．通风　病室空气流通可以调节室内温湿度，增加空气中的含氧量，降低二氧化碳浓度和微生物的密度，避免产生烦闷、倦怠、头晕、食欲缺乏等症状。定时开窗通风以每次 30 分钟为宜。

4．光线　病室采光有自然光源和人工光源。阳光中的紫外线有强大的杀菌作用，能净化室内空气，适当的"阳光浴"还可以增进患者的体质。使用人工光源时应注意根据需要进行调节。

5．安静　清静的环境能减轻患者的烦躁不安，使之充分休息和睡眠，同时也是患者（尤其是重症患者）康复、医护人员能够专注有序地投入工作的重要保证。工作人员应注意"四轻"：说话轻、走路轻、操作轻、关门轻。

6. 美观 医院美化包括两方面的内容。①环境美：主要指布局、设施、用品整洁美，色调美，如儿科床单和护士服可采用粉色等暖色调，以减轻患儿的恐惧感；②生活美：主要指患者休养生活涉及的各个侧面如护理工具、餐具等生活用品美观适用。所有这些都按审美规律来做，能激励患者热爱生活，满足患者的精神心理需要。

7. 安全 病区管理工作中应全力消除一切妨碍患者安全的因素，安全保障好，患者心理松弛，可以避免意外事故，增进护理的社会效应。具体应做到：①避免各种因素所致的意外损伤；②杜绝医源性损害；③防止院内交叉感染。

（三）医院社会环境的优化

1. 人际关系 ①医患关系：医务人员具有严谨的工作态度、积极乐观的情绪、得体的语言和行为举止，尊重患者，服务患者，与患者进行交流沟通，满足患者的心理需要，建立和谐的医患关系；②病友关系：在医护人员引导与鼓励下，患者之间形成互相关心、互相帮助、互相交流的和谐关系。

2. 医院规则 通过入院须知、探视规则、陪护制度等，指导和规范患者及家属遵守医院规章制度，取得患者及家属理解与支持，确保诊疗、护理工作正常进行（图5-6）。

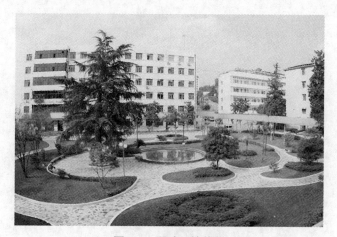

图 5-6 医院环境优化

本章小结

医患沟通涵盖患者在门诊、入院、住院、出院及随访的各个环节，沟通内容包括诊疗方案、诊疗过程、诊疗转归、健康教育、心理咨询等所有方面，医疗机构所有人员均应参与其中。实现全员参与、全过程、全覆盖。

卫生部门及医疗机构应制订完善医患沟通制度，深化改革，勇于探索，创新医患沟通机制，实施特需服务、绿色通道、导医、患者选医生等，改善医患关系，更好地为患者服务。

医疗机构及医务人员要牢固树立"以患者为中心"的理念，通过多种途径、采取多种形式，用真诚的态度和灵活的技巧与患者进行沟通，取得患者的信任。

（王朝晖）

扫一扫，测一测

思考题

1. 医患沟通有哪些环节?
2. 什么是医患全程沟通?
3. 患者选医生有哪些好处?
4. 什么是患者健康教育?
5. 在签订手术协议书时,应如何取得患者的理解与配合?

笔记

第六章　医患沟通常用技巧

学习目标

1. 掌握：医患沟通常用技巧。
2. 熟悉：医患沟通常用技巧使用方法。
3. 了解：医患沟通技巧在临床实践中的重要意义。
4. 能分析常见医患沟通障碍产生原因及对策。
5. 学会利用医患沟通基本技巧实现医患和谐。

医患沟通的主体是医生和患者双方，沟通的内容主要是围绕患者的健康需求而交互传递的意愿、要求等信息。随着社会经济的发展，人民群众对疾病诊治的要求和对健康的关注越来越高，受医疗环境等因素的影响，医患纠纷与冲突时有发生，医患沟通无疑是消解医患矛盾的根本性策略之一。医患沟通是一门科学，能否实现有效的沟通，技巧非常重要，技巧是打开医患沟通之门的钥匙。

导入案例

　　患者王某，男，54 岁，经检查腹腔内疑似肿瘤，有积水，入住医院肿瘤病区。患者心理负担重，情绪不稳定，饭不吃，寡言少语，刚入院就闹着出院，不想继续治疗了。负责主治的赵医生坚持每天跟患者沟通，倾听交流，甚至晚饭后还到医院嘘寒问暖。经过一段时间，患者逐渐恢复了治疗的信心，主动配合医生接受治疗。
　　讨论：1. 医生对患者表现出哪些沟通技巧？
　　　　　2. 分析患者恢复治疗的信心源于什么？

第一节　态度性技巧

一、尊重

（一）尊重的含义

　　尊重指敬重、重视。尊重他人是一种高尚的美德，是个人内在修养的外在表现。尊重是一种修养，一种品格，一种对人不卑不亢、不俯不仰的平等相待，是对他人人格与价值的充分肯定。一个真心懂得尊重别人的人，一定能赢得别人的尊重。常言道：送花的人周围满是鲜花，种刺的人身边都是荆棘。人虽有别，但人格无别。这就决定了我们不能把自己的意志强加于人，而是要容纳个性，允许差异。尊重他人要避免把职位高低、权力大小或拥有财富的多少与尊重程度等同起来。

（二）无条件尊重

美国心理学家罗杰斯非常强调尊重对咨询的意义，为此提出了著名的"无条件尊重"的观点，咨助者在价值、尊严、人格等方面与求助者平等，把求助者作为有思想感情、内心体验、生活追求和独特性与自主性的活生生的人去对待。应当体现对求助者现状、价值观、人格和权益的接纳、关注和爱护。具体到医患关系，"无条件尊重"包括：

1. 体谅患者 能够理解患者的心情，善解人意，甚至对对方不可思议的举动也能充分谅解。

2. 关心患者 替患者着想，包括工作、学习、生活、思想、交往等都给予极大的关注和帮助。

3. 接纳价值观 对患者的思想认识甚至是偏激的观点也能理解乃至包容，当然并不是无原则的接纳。

4. 非人格评价 不能对患者有任何歧视，不能说三道四，妄加评论。

（三）尊重的临床意义

1. 唤起患者的自尊和自信 可以拉近医患距离，减轻患者精神压力，使患者及其家属最大程度地表达自己的意愿，为患者创造一个安全、温暖的氛围。

2. 增进医患沟通 可以使患者对医务人员产生信任感，强化治疗动机，端正合作态度，增加治疗的主动性、自觉性。尤其是对那些急需获得尊重、接纳、信任的患者来说，尊重具有明显的临床效果。

（四）尊重的临床表达

1. 充分地接纳患者 具体包括患者的价值观、生活方式、认知、行为、情绪及个性等。与不同价值观患者平等交流。

2. 一视同仁 所有患者在价值、尊严及人格等方面一律平等。

3. 以礼相待 仪表端庄，面带微笑，说话和气，和蔼可亲（图6-1）。

4. 信任患者 相信患者有解决心理问题、改变自我的主观愿望；患者由于心理能力等原因，可能会出现矛盾、不一致、阻碍沟通等情况，不能简单否认其解决心理问题的动机；相信患者可通过自身努力，进行自我调节、自我发展，最终解决自身的心理问题。

5. 保护隐私 不强迫患者讲述隐私；不主动探问患者的秘密、隐私；对患者主动诉说的秘密及隐私应该进行保护，不随意传播。

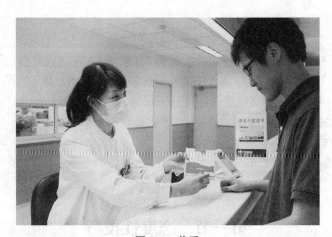

图6-1 尊重

总之，尊重意味着以礼待人。非言语有时候比言语更重要。如医生鄙视的目光就可以告诉患者，我并没有真正地接纳你。因此，尊重应该是发自内心的、由衷地接纳一个有价值、有情感、有独立人格的患者，包括他的优点和缺点，不恶语、不嘲笑、不鄙视、不动怒、不惩罚。即使有的患者以偏激的行为方式对待医生，医生也必须以礼相待，发自内心地相信他们的行为总是有原因的。有时候，医生的这种宽容就是打开患者心扉的钥匙。尊重也意味着尊重他人的隐私，患者向你敞开心扉所倾诉的敏感话题必须给予保密，这是医务工作者基本的职业道德。

二、热情

（一）热情的含义

热情指人参与活动或对待别人所表现出来的热烈、积极、主动、友好的情感或态度。热情的反义词是冷漠。冷漠的人待人爱理不理，视而不见，冷若冰霜；热情的人主动关心，主动帮忙，如火温暖。热情是与人生观、价值观相关联的，是一个人态度、兴趣的表现。热情与尊重相比，与患者的距离更近些。尊重是以礼待人，平等交流，富有理性的色彩；而热情则充满了浓厚的感情色彩。仅有尊重而没有热情，医患之间会显得有些"平淡无味"。热情与尊重结合，才能情理交融，感人至深。热情体现在医疗诊治的全过程，从患者进门到离去，医生都应热情、周到，要让患者感到自己受到了最友好的善待。

（二）热情的表现

1. 问候得当，表达关心　患者初次诊治时，常有一种错综复杂的心态，一方面希望诊治是有效的，医生是出色的，能给自己以理解、热情和帮助；另一方面又担忧情况并非如此。因此，许多患者是带着不安、疑虑、自卑、紧张和犹豫而来，会表现出拘谨、手足无措。这时，医生的热情、友好往往能有效地消除或减弱患者的不安心理，使其感到自己被接纳、受欢迎。问候语言非常重要，如询问病史时，医生可适当地询问一些患者的情况，如是骑车来的还是走路来的，是否用过餐，等候的时间长不长等，这类充满了关切的话，会使患者感到温暖、可亲。但一般时间不宜过长，否则会耽误诊治，还会使一些急于诊治的患者失去耐心。

2. 认真负责，入微细心　如患者在叙述病情时，医生应留心患者的一言一行。目光专注，不宜东张西望；表情认真，切忌漫不经心；姿势端庄，不能前俯后仰等。特别是非言语行为往往比言语更能让患者感受到医生对自己是否热情。一旦患者感到医生对自己热情，会大大激发其被救治的愿望。反之，患者会不安，失去战胜疾病的决心和信心。

3. 不厌其烦，表现耐心　患者由于某种生理、心理等方面原因，可能会出现表达上的不足，使医生难以把握。有些患者思绪不清、语无伦次或喋喋不休、颠三倒四、表达模糊；有些患者用词不准，生搬乱造，以致不知所云；有些患者由于心情紧张，致使叙述受影响；还有些患者由于有顾虑，而不愿讲出实质性问题，或者把客观事实和主观判断混在一起，使人理不清头绪。面对诸如此类的情况，医生应耐心细致，一旦心烦意乱，既搞不清真相，又会给患者造成心理压力。对此，医生应根据不同情况，循循善诱，不厌其烦。若是因为紧张所致，则可让患者先稳定情绪，再进入正题；若表达能力欠佳，叙述不清，医生应善于归纳，帮助患者叙述，以澄清问题；若因为顾虑而未说出实情，医生应重视建立相互信任的气氛，用温暖与真诚去消除顾虑；有些患者若不知如何表达，医生可多启发，多提一些问题，给患者一个叙述的方向和范围；若叙述得当，应予以鼓励和肯定；若患者的叙述比较杂乱、主次不清，医生应耐心听取，善于从中发现关键问题。

4. 主动服务，体现热心　不论是询问病史、体格检查、辅助检查，还是药物治疗、心理治疗、手术治疗；不论是入院诊治，还是出院康复指导，医务人员都应态度和蔼，嘘寒问暖，随喊随到，随问随答，有求必应，提供全程优质服务。

热情是一个医务人员的必备素质。医生冷冰冰地进行诊治，不仅不会产生积极的效果，反而会给患者造成更大的心理伤害。热情应当是医生真情实感的自然流露，只有对患者充满爱心和关切，视助人为己任的医生，才能最大程度地表达出对患者的热情和温暖。

三、真诚

（一）真诚的含义

真诚就是真实诚恳、真心实意。表现为坦诚相待，以从心底感动他人而最终获得他人的信任。真诚的眼睛是清澈的，真诚的声音是甜美的，真诚的态度是和缓的，真诚的行为是从容的，真诚的举止是优雅的。在临床实践中，医生以"真正的我"出现，没有防御式伪装，不把自己藏在专业角色后面，不戴假面具，不是在扮演角色或例行公事，而是表里一致、真实可信地置身于医患关系中。

（二）真诚的意义

1. 为患者提供一个安全、自由的氛围　能让患者可以袒露自己的软弱、过错、隐私等，使患者切实感到自己被接纳、被信任和被爱护。

2. 医生的真诚坦白为患者树立了榜样　患者可以因此受到鼓励，以真实的自我和医生交流，坦然地表露自己的喜怒哀乐，宣泄情感，也可能因而发现和认识真正的自己，并在医生的帮助下，促进其做出相应改变，而这种改变会减少交流过程中的混淆和模糊，使双方的沟通更加清晰和准确。

（三）真诚的基本原则

一切对患者负责，全心全意为患者服务，帮助患者减轻病痛乃至恢复健康，是整个诊治过程的灵魂。

（四）真诚的实现途径

1. 潜心修养　作为一名医生，必须牢固树立患者第一、生命至上的理念，心里始终装着患者，奉行救死扶伤是自己的天职。急患者之所急，想患者之所想。医生要有同情心，患者的安危、祸福，牵动着自己的良心。医生要有强烈的事业心和责任感，必须具有终身从事医学事业的信念和毅力。

2. 躬身实践　真诚体现在医患关系中，体现在对患者充满关切和爱护上。面对每一位患者，每一次诊治，医生都要坚持医德原则，千方百计使患者痛苦最小、疗效最优、花费最低。日复一日，经年累月，逐渐提升真诚的品格。

对话技巧评析

患者："我入院快一周了，怎么晚上发烧还是不退？"

医生："来，别着急，你坐下听我慢慢说。其实，我也很替你着急，入院前你不看医生，肺炎当感冒治，折腾时间长，农活干不了，身体又疼痛，我很理解你。现在，咱们的病是肺炎，积液多，感染治疗得有个过程。通过前几天输液，原来高热已基本控制住了，我们继续输液抗感染，待感染问题解决，积液彻底没有了，咱们的病也就好了。"

评析：

医生态度真诚，尽管患者态度不好，对治疗持怀疑态度，但医生能尊重患者，注重用"咱们"拉近医患情感距离，理解患者急于病愈能抓紧干活的心情，这样有利于医患沟通，可以避免不必要的医患关系紧张与纠纷。

第二节　行为性技巧

一、倾听

（一）倾听的含义

倾听属于有效沟通的必要部分，以求思想达成一致和感情的相融。狭义的倾听是指凭借听觉器官接受言语信息，进而通过思维活动达到认知、理解的全过程；广义的倾听还包括文字交流等方式。在临床实践中，倾听的主体是医生，而倾诉的主体是患者。两者密切配合，有排解矛盾或者宣泄感情等作用。医生作为真挚的朋友或者辅导者，要有虚心、耐心、诚心并善意地为患者排忧解难。倾听不仅仅是要用耳朵来听患者的言辞，还需要医生全身心地去感受患者谈话过程中表达的言语信息和非言语信息。

（二）倾听要点

1. 避免以自我为中心　不要总是谈论自己，要克服自以为是；不要总想占主导地位，要尊重对方；不要打断对话，要让患者把话说完。千万不要为深究那些不重要或不相关的细节而打断患者。

2. 避免激动　不要匆忙下结论，不要急于评价患者的观点，不要急切地表达建议，不要因为与患者见解不同而产生激烈的争执。要仔细地听患者说些什么，不要把精力放在怎样反驳患者所说的某一个具体的观点上。

3. 注重细节 不要打探自己不应该知道的东西，不要做小动作，不要走神，不必介意患者讲话的特点。

（三）倾听技巧

1. 肢体动作 ①身体前倾：表示对谈话感兴趣；②头部动作：以点头示意或面部表情回应患者，比如轻轻点头和回应"嗯"，表示你正在专心倾听；③拥抱和拍抚：如果患者一开始情绪激动，必然导致无法把事情说清楚，此种情况常见于女性患者，此时作为同性，拥抱和拍抚都是很好地稳定对方情绪的方法。

2. 双方距离 医患双方均坐下，尽量面对面处于同一高度，保持在与一般社交距离略近的位置上，让患者放松。

3. 掌握平衡 在倾听的过程中，适时加上自己的见解，使给予和吸收两个方面平衡。

4. 及时沟通 没有听懂或弄清楚的地方要及时提出并沟通，以免造成误解。但不要喧宾夺主，更不要把话题扯开。

5. 避免主观 在患者说完前不要急于发表观点，也不要提前在心中作出预判，尽量避免把患者的事情染上自己的主观色彩，要耐心听完。

6. 安慰支持 无论患者说的事情多可笑幼稚，诉说都是表示对医生的信任，这是一种对医生人格的认可，所以，不要嘲笑患者，也不要带着高姿态点评患者的事。即使不赞同患者的想法，也要给予患者理解和安慰，在困境中支持患者是医生良好素质的体现。

7. 患者自主 有些患者在诉说过程中可能会逐渐产生自己的看法。如果医生觉得自己的想法会更好，可以作为一个提议告诉患者，帮患者参谋而不是做决定。决定一定要由患者自己做出。即使患者最终没有采纳医生的建议，也要给予患者鼓励。

（四）倾听的意义

1. 倾听是医患沟通的起点 患者由于疾病的折磨，往往心理负担较重，心里有很多要说的话，并且希望医生能认真听，以达到理解和根治疾病的目的。对医生来说，唯有倾听，才能真正掌握患者的身心状况，为下一步的诊治提供可靠的信息。因此，倾听是建立良好医患关系的基本前提。

2. 倾听是和谐医患关系的桥梁 倾听可以表达对患者的尊重；倾听能使患者在比较宽松和信任的氛围中诉说自己的烦恼，减轻自己的身心压力；倾听可以引起医生的理解和同情，融通双方的感情。

二、共情

（一）共情的含义

共情也称为神入、同理心。有的翻译为同感、投情等，由美国人本主义创始人罗杰斯首次提出。按照罗杰斯的观点，共情是指体验别人内心世界的能力。在临床实践中，它包括三方面的含义：①医生借助患者的言行，深入患者内心去体验他的情感、思维；②医生借助于知识和经验，把握患者的体验与他的经历和人格之间的联系，更好地理解疾病产生的原因及实质；③医生运用沟通技巧，把自己的共情传达给患者，以影响患者并取得反馈。需要说明的是共情需要理性，不能代替当事人做感性判断。共情不是乱用同情心，而是为了帮助患者导入积极、乐观、向上的情绪和境界。

共情的理解

罗杰斯认为良好的咨询与治疗关系本身就具有治疗的功能，而共情是建立良好沟通关系的三个充分必要条件之一。在与患者交流时，能进入到患者的精神境界，感受到患者的内心世界，能将心比心地体验患者的感受，并对患者的感情作出恰当的反应。共情通常是在人与人交往中发生的一种积极的感觉能力。共情有广义和狭义之分，广义的共情是指所有人际场合中产生的设身处地为他人着想的能力，如公共场合保护公共设施，自觉维护集体安全等。它是从临床心理学中发展而来的一种特殊的理解能力。广义的共情是以狭义的共情为基础的,这里重点介绍的是狭义的共情能力,即指在人与人交流中表现出的对他人设身处地理解的能力。

对于共情,许多学者有着精辟的阐述。美国专家米尔顿·梅洛夫认为共情就是"关怀一个人,必须能够了解他及他的世界,就好像我就是他,我必须能够好像用他的眼看他的世界及他自己一样,而不能把他看成物品一样从外面去审核、观察,必须能与他同在他的世界里,并进入他的世界,从内部去体认他的生活方式及他的目标与方向"。美国学者伊根将共情分为两个水平,即初级共情和高级共情。初级共情跟上面的定义基本一致。高级共情包括表明自己的态度影响患者等。

（二）共情的临床意义

1. 有利于医生准确掌握疾病信息　医生能设身处地地理解患者,从而更准确地把握疾病信息。

2. 有利于医患沟通　患者会感到自己被理解、接纳,从而会感到愉快、满足;能够促使患者自我表达、自我探索,从而实现更好的自我了解和医患双方更深入的交流。

（三）共情的表达技巧

1. 患者角度　医生务必要从患者的角度而不是自己的角度看待患者及其存在的问题;共情的基础不是有与患者相似的经历和感受,而是要设身处地地理解患者及其问题。

2. 灵活运用　表达共情不能千人一面,而要因人、因事而异,视情而定;表达共情还应善于使用躯体语言,注重姿势、目光、声音、语调等表达;表达共情还应考虑患者性别、年龄、文化习俗等特征。

3. 适时适度　表达共情应把握时机,共情应该适度,才能恰到好处。同时,医生应不断验证是否共情,得到反馈后要及时修正。

（四）共情中辅助技巧的运用

1. 语调的运用

（1）语境和语调:医患沟通与交流总是有特定的语境。一般认为语境包括人际沟通的时间、场合及交流双方的有关因素,如谈话的主题、双方的身份与社会地位、职业、经历、性格、心情等,还包括谈话当时周围环境和气氛。谈话的内容确定后,语境不同,语调也应该不同,这样才能使交流达到预期的目的。例如,一位儿科医生门诊时遇到一位农村妇女带孩子来看病,在交代病情时,就要按着农村人的语言习惯说:"下次孩子再拉稀时一定要早点来啊!不要把孩子耽误得这么厉害了才来看病!听见了没有!"说话时声调要大一些。用这样的声调谈话时,对一位文化水平低、医药卫生知识少的母亲来说,她会感到医生很严厉,但却很亲切,从心底里重视医生的嘱咐。但是,对文化水平高又敏感的家长交代病情时,就要十分谨慎细致,小声地说:"孩子有什么情况可以随时来,不用过分担心。"由于这类家长对医学问题已有所了解,但又似懂非懂,遇到孩子有病就非常紧张,担心万分。为了缓和他们的紧张情绪,说话时的语调应尽量平和。另一种情况是涉及隐私问题,也应当重视谈话时的语境和语调。例如,医生在接受妇科、性病科和生育咨询时,如果患者谈及个人的私生活或性问题时,工作人员不仅要态度亲切、端庄、严肃,表现出对患者的信任、理解和尊重,而且语调要诚恳,声音要小,尽量避免他人听见。

（2）自信心和语调:人的情绪状态会对语言发生很大的影响。当人过分紧张时,张口结舌,说不出话来;当人激动时,本来笨嘴笨舌的人,也可能说出情感激昂的话;当人害怕时,说话吞吞吐吐,概念模糊不清。作为志愿者、演员、营业员、服务员、教师、外交官和医生,说话时语调应该充满信心,不能含糊其辞。因为交流对象对这些人的期望很高,如果稍有含混不清,就会对交流对象增加心理压力。尤其是医生在与患者及其家属谈话时,必须充满信心,掌握好语调。否则,患者会怀疑自己患了不治之症,导致心情压抑,病情加重。

2. 声音的魅力　说话的声音特点是非语言交流的一种方式,包括音调的高低、音量的大小、音频的速度及音质。这四个特点结合起来,即便语言的内容不同,不用看讲话者的面部表情,就可以知道其情绪与情感。例如,当人发怒时,音调高且音量大;当人紧张时,语速加快等。

3. 面部表情的功效　人的面部表情非常丰富。通过眼睛、眉毛、嘴和面部表情肌的不同排列组合，表示出人瞬间变化的内心情感世界。因此，在医患沟通中，除了要用心倾听对象所说的话之外；还应该仔细观察他们的面部表情，也就是说要尽量用非语言技巧去感知和理解对方的话外之音。

（1）情绪与面部表情：心理学家汤姆金斯通过多次研究提出不同情绪的面部表情模式。心理学家艾克曼的实验证明，人面部的不同部位在表情方面的作用是不同的。例如：眼睛对表达忧伤最重要；口部对表达快乐与厌恶最重要；前额能提供惊奇的信号；眼睛、嘴和前额对表达愤怒情绪是最突出的。

以上说明表情是思想的信号，是人际沟通时人们用以表达愿望、态度、观点、爱好、需要、同意、反对等多种情感的方式之一。人们在社会生活中，在许多场合下彼此的思想、观点等不能言传，只能意会，只能通过表情来传递信息，从而达到沟通思想、相互了解的目的。总之，面部表情是分析人的行为的重要线索。

（2）眼睛、眼神的灵动："画龙点睛"这句中国成语反映了眼睛在表情达意方面的重要性。人们常说眼睛是心灵的窗户，通过不同的眼神、眼睛看物的视线方向、盯着物体的时间长短，就可以识别出各种人在不同场合下的内心隐秘。例如，人在兴奋时眉开眼笑；气愤时怒目相视；悲伤时两眼无光；恐惧时目瞪口呆；惊奇时双目凝视。眼睛不仅能视物、传情，还可以交流思想，人与人之间常常有许多事情只观察人的眼神便可了解其思想和愿望，并可推知人们对人对事的态度、判断等。眼神是一种重要的非语言交流技巧。

美国医生埃里克·巴思 1959 年的研究表明，人类的视线还有着另一种非常有趣的内在意义，即用视线来分析人的思想的方法，被称之为"交流分析法"。这个理论指出了人的心理状态的三种要素，并阐明这三种要素所占的比重大小是根据不同的时间、场合而有所变化的。这三种要素是：一是做父母的自我状态，即体贴孩子，具有爱心的父母心理状态；二是成年人理智判断事物的心理状态；三是对事物强烈好奇心的儿童心理状态。当一个人处于父母的自我状态时，通常会以保护性的姿态"俯视"孩子；相反，当一个人处于儿童心理状态时，则视线通常是由下往上看，即呈"仰视"的状态，脸也是上仰的。所以说视线的指向能够正确地显示一个人内心是处于何种主导的自我心理状态。

除了视线的指向外，注视时间的长短也反映出人的不同的心理状态。如果在面对面交谈时，谈话者的眼睛看着别的地方，可能表示他对自己的话没有把握；如果谈话者的目光望着听众，并不断地与听话者的目光接触，可能说明谈话者非常自信。听话者的目光同样可以表达其心理状态。如果听话者目光凝望着谈话者，说明听话者对谈话内容可能很感兴趣；如果听话者的目光不看谈话者，而是东张西望，说明他对谈话内容可能不感兴趣，甚或持有相反看法。目光既然是十分重要的非语言交流技巧，那么，在医生接诊患者、教师对学生讲课、咨询者对服务对象解释问题、上下级对话时都应该很好地运用目光交流技巧。同时，通过交流对象的眼神，亦可分析对象听话时的心理状态，以此来不断调整谈话内容和方式，这种交流技巧称之为"目光接触技巧"。

医患沟通时，医方应以保护性的姿态、柔和的目光注视着患者的眼睛，并且用眼神告诉他们："放心吧！我们一定会尽力治疗的。"特别重要的是，在接待患者时，医务人员可能心情不愉快，但是绝不能通过眼神和面部表情向患者表达出来。

4. 肢体动作的运用　人的肢体状态不仅能反映人的心理状态，同样也能反映文化背景、风俗习惯和情感等。例如在中国，点头往往表示同意的意思；而在某些国家，点头却往往表示反对。这说明不同的地区因环境、文化、习俗的不同，其肢体语言与手势行为语言也不尽相同。

肢体语言与手势行为语言亦称体语。从学科角度看，体语可概括为：身体行为学、人类领域（空间距离）学和肌肤接触心理学。人类的非语言交流技巧大多来自这三方面。

（1）肢体、手势技巧：人的身体姿态是可以表达情绪与情感的。人在不同的情绪状态下，身体姿态和手势可以发生不同的变化。如运动员站在领奖台上时不时地举起双臂、转动身体向观众示意。人在紧张时的坐立不安，人在高兴时的捧腹大笑，人在疼痛时的双手抱腹、来回滚动、呻吟等。手势常常是表达人们内心世界的重要方式。很多人将手势和说话的语言同时使用，表达认同或反对、喜好或厌恶、镇定或烦躁、接纳或拒绝、领悟或怀疑等。手势也可以单独用来表达情绪、情感、态度、看法，或用来发出指示、命令。在无法用语言沟通的情况下，单凭手势也可以表示开始或停止、前进或后退、同意或反对等思想感情（图 6-2）。聋哑人的手语可以用来相互交换思想、态度、观点和情感。人们在高兴时手舞足蹈，兴奋与激愤时振臂高呼，无可奈何时双手一摊，这些都是典型的非语言表达。同一种手势，在不同的民族或国家中可用来表达不同的意思。例如，在我国，人们握手时紧握、持续时间长均表示欢迎、亲切、友好；然而，在某些西方国家则恰恰相反，这种动作表示不欢迎和反感。

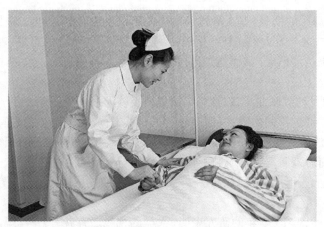

图 6-2　医务人员用手势鼓励患者

（2）距离技巧：人们利用空间的距离来决定人际间的亲疏关系，一般常用四种不同的界限：亲密距离、个人距离、社交距离、公众距离。

在医患沟通时，应根据具体情况决定双方之间的距离。当患者或沟通对象要与医生谈及他们的隐私时，应保持在个人距离之内，医生可以把椅子挪到他的旁边，这样可以使他们感到亲切，同时有安全感。在一些特殊情况下，要注意与交流对象保持适当的距离，如某些病毒的携带者或传染病患者，他们对自己的情况不了解，心理上有压抑，因此医生与他们交流时，千万不要把距离拉得太远，以免加重他们的心理压力或被冷落感。在工作中有时也会遇到这样的情况，某些患者或家属非常信赖医生，要伏在医生的耳边说话，特别贴近医生，这种超过范围的举动有时会使医生无法忍受，但是医生应理解这是不同地域或文化背景所造成的。因此，切记不要做出厌恶的表示，可以巧妙地调整这个距离，如给患者安排一个距离合适的椅子，请他坐下来慢慢谈。医务人员在与患者相处时，要创造多种机会进入对方的心理接近区域 0.5～1.5m。与异性患者语言沟通的距离应保持 1m 以上。

（3）肌肤接触技巧：人类在胎儿期和婴儿期，与母体有亲密的肉体接触，婴儿在母亲的怀抱里有十足的安全感。在成人的世界里，在人际交流的场合中，也可以通过适当的肌肤接触表示亲近，可称其为"社会的亲密性"。例如，两国首脑见面时相互握手，有时拥抱和面部接触，都表示相互尊重、关系亲密和欢迎对方的心情。在人际交流中，接触对方身体，这种无言语的动作可以引起巨大的心理沟通作用。在某些交流的场合，通过个人的空间触摸抚爱对方，可以达到情感的自由沟通。例如，当朋友的亲属去世时，默默地站在旁边，将手搭在朋友的肩上。这种无言的抚摸对于失去亲属的人是一种巨大的同情和支持。又如，当一个年轻的产妇临产时非常紧张，如果助产士站在她的身边，紧握住她的手，并不时地为她擦汗，抚摸她的头发，这位产妇会有安全感，从而消除紧张情绪并顺利分娩。类似这样的肌肤接触，加强了人与人之间的感情，给予对方心理上的安慰和精神上的支持，有时这种非语言的行为交流会起到比语言交流更大的作用。

三、积极关注

（一）积极关注的含义

积极关注是指在医患沟通过程中对患者的言语和行为的积极面予以关注，从而使患者拥有正向价值观。积极关注涉及对患者的基本认识和基本情感。凡是从事医疗工作,首先必须抱有一种信念:患者是可以改变的。具体来讲,医生应以积极的态度看待患者,注意强调他们的长处,有选择地突出患者及其行为中的积极方面,利用其自身的积极因素,达到治疗目标。对患者言语和行为的积极、光明、正性的方面予以关注,从而使患者拥有积极的价值观,拥有战胜疾病、恢复健康的内在动力,通俗地说,积极关注就是辩证、客观地看待患者。

（二）积极关注的由来

人格心理学中介绍罗杰斯的理论时提到,积极关注指自我知觉出现后婴儿开始产生的被人爱、被人喜欢和被人认可的需要。行为得到满足或挫折的结果产生了人们的自我关注评价。满足易发展积极的自我关注,而不满足则易发展消极的自我关注。积极关注是积极的自我关注的先决条件,但积极的自我关注一旦建立,就不再依赖被爱的需要,而可以自我延续。如果人们看到无论行动如何都获得别人接纳,那么他们获得的是无条件积极关注。但绝大多数人所接受到的不是无条件积极关注,而是有价值条件的。也就是说,只有满足了所谓的来自周围人的期望,才能得到他们的爱和认可,这是有条件的积极关注。这使得周围外界价值观易影响人们对自我的评价。根据心理学研究,医务人员无论多忙,可利用查房、检查及治疗等时机,每天与患者接触至少 2～3 秒,同样可以达到沟通的目的,让患者感到亲切。

（三）积极关注的临床意义

1. 有助于医患沟通 积极关注能让患者感受到自己没有被冷落和嫌弃,会强烈地感受到自我价值的存在。治疗方案的确立、治疗手段的运用、治疗效果的评价与调整等都会在医患双方的密切合作下顺利开展,医患关系会十分融洽。

2. 有利于患者身体康复 积极关注有助于患者消除自卑感,增强战胜疾病的信心和勇气,患者会积极配合医生诊治,为病痛的减轻乃至康复提供强大的精神动力。

3. 有利于弘扬医学人道主义精神 广大医务工作者都能够给每个患者以积极关注,热爱患者,视患者如亲人,主动诊治,热心服务,嘘寒问暖,救死扶伤,患者至上的医学人道主义精神就会薪火相传,生生不息。

对话技巧评析

脑梗死患者王某,男,52 岁,左侧肢体瘫痪,住院治疗。主管医生查房时,他总是不让医生离开,诉说自己的困难与不幸。每天查房都重复这样的对话内容:

医生:"感觉怎么样?"

患者:"没感觉。"

医生:"你要多用右手活动左手,加强康复锻炼。"

患者:"啊。"

医生:"你感觉左胳膊、腿有反应吗?"

患者:"说不清楚。"

医生意识到患者对自己抵触情绪较大,可能是认为自己没有耐心与其对话沟通,接下来坚持每天对患者嘘寒问暖,边帮他按腿按脚,边听他诉说,耐心解劝,有求必应,有问必答。慢慢地患者诉说少了,配合多了,自觉锻炼的也多了。

评析:

医生耐心倾听,嘘寒问暖,还给患者按摩,积极关注患者,达到了共情,形成了和谐的医患关系,所以自然也就达到了患者积极配合治疗的效果。

第三节 言语性技巧

一、医患沟通中的言语性技巧

（一）提问技巧

提问是引导医患沟通的一个好方法。医生应通过提问了解自己不熟悉又必须掌握的情况；或将患者的思路引导到某个要点上；或把握谈话的场面，避免僵局。

有效的提问是沟通的关键技巧。一般包括开放式提问和封闭式提问。有效的提问应因人而异、因情境而异。

对少言寡语的患者，应耐心有序地询问；对滔滔不绝的患者，应巧妙转问，使其不致跑题；对闪烁其词的患者，应考虑所患疾病可能涉及隐私，从而选择适当的语言来询问；对初诊患者和怯于言谈者，应循序渐进、由表入里、由浅入深地启发患者回答问题的兴致；对病情陈述不清者，则应把问题化整为零，逐一而来，最后形成一个系统的总体印象，对意外伤害、急诊患者及问诊的初始阶段，则应直接询问患者身体感受的主要疾苦。

概括地说，提问技巧要注意以下几个方面：

1. 充分理解 理解患者的病痛；理解患者的复杂心情；包容患者的过激言行。

2. 把握提问时机 在患者情绪平稳时进行；待患者要求时进行；有好的语言环境时进行。

3. 提问内容要有针对性 一定要以患者为中心，以解决疾病为目的，话题要完整。

4. 提问的速度 应当是平缓的，留有思考的空间。

5. 提问的方法 态度体现温暖；言语体现关切；问题体现简单；内容体现明了。有效的提问应避免"为什么"式的提问、暗示性的提问等。

6. 重述 重述包括两个方面：一方面当患者表述词不达意时，医生需要与患者核实，以确保信息的准确性；另一方面医生请求患者将说过的话重述一遍，以确认自己没听错。

7. 避免诱导性 提问的主动权在医生，回答的主动权在患者。回答的内容一定是患者意图的真实表达，不带有任何的诱导和强加。只有这样，医生得到的信息才是真实可靠的。

8. 不要恐吓 提问是对等的，患者不愿回答时不能勉强。

（二）解释技巧

1. 解释的含义 指当医生对患者的基本情况掌握后，运用有关理论及临床经验，对患者的思想、情感和行为的原因、过程、实质等给出系统、科学的说明，通过解释加深患者对自身的行为、思想和情感的了解，从而产生觉悟，提高认识，促进变化。

2. 解释的主要内容 是否有生理心理疾病及其性质；疾病的主要原因和病变过程；沟通的过程、方法和效果等。解释被认为是面谈技巧中最复杂的一种，是一项富有创造性的工作。

解释与内容反映的差别在于：内容反映是从患者的角度来说明患者表达的实质性内容；解释则是医生站在自己的参考框架上，动用自己的理论和人生经验来说明，侧重于做理论上的分析解释。

3. 解释技巧运用事项

（1）科学准确：医生在进行解释时，首先应了解情况，把握准确，不随便发表看法，更不能做出缺乏科学性的随意解释。

（2）清楚明了：医生应明了自己想解释的内容是什么，若自己也模糊不清或前后矛盾，则效果就会很差，甚至起反作用。

（3）说服力强：有些医生凭感觉和经验知道就诊者的问题所在，但难以从理论的高度给予系统的分析解释，他们的解释或过于表面化，或叙述不清，或缺乏说服力，这就需要提高理论修养，否则会影响解释效果。

（4）适度恰当：解释是必要的，应视情况而做出合适的解释，并不一定要把掌握的信息都告诉患者。

（5）有的放矢：应该视不同的患者，采用对方能理解的理论和语言来解释，让对方明白，原则是有利于沟通顺利进行,有利于患者疾病的解决和康复。

总而言之,解释是富有灵活性的活动,对同一个患者的心理问题,医生可以运用不同的理论和方法来加以解释;解释的使用过程是理论性、技术性、艺术性结合的过程,医生应在不断实践的过程中提高自己的沟通水平;解释技术的使用要注意针对性。

（三）指导技巧

1. 指导的含义　指导即医生直接地指示患者做某件事、说某些话或以某种方式行动。指导是影响力最明显的一种技巧。

2. 指导角度　①针对原因而展开的,如精神分析中医生指导患者作自由联想,以寻找深层的乃至潜意识的思想,挖掘问题的深层根源;②针对思维方式和内容进行的,如合理情绪疗法针对患者不合理、非理性的想法进行质疑、对抗、驳斥,指导其改变不合理的观念,调整认知机构,用合理的观念代替不合理的观念;③针对行为进行的,特别是行为主义疗法基本上都是行为指导的方法,指导患者作各种训练,如系统脱敏法、满灌法、放松训练、自信训练等;④综合开展的,正如完形学派咨询师习惯于作角色扮演指导一样,使患者体验不同角色下的思想、情感和行为等。

3. 指导技巧运用事项　①清楚明白:医生应十分明了自己对患者指导什么、效果怎样,叙述应清楚,应让患者真正理解指导的内容;②避免强迫:不能以权威的身份出现,强迫患者执行,若患者不理解、不接受,效果就不理想甚至无效,还会引起反感;③注重细节:指导时的言语和非言语行为都会同时对患者产生影响;④灵活掌握:不同医生对指导技术的使用有不同看法,比如有些医生不赞同频繁使用指导技巧,他们反对操纵和支配患者,很少提问题,避免代替患者作决定,任何时候都让患者自己确定讨论的问题,不提出需要矫正的问题,也不要求患者执行推荐的医疗活动;但多数医生仍然经常地使用指导技巧,认为它是最有助于影响患者的方法。

二、医患沟通中语言沟通技巧的具体运用

（一）寻找共同语言

在面对面的医患晤谈中,共同点越多,互相理解的程度就越深,交流目的就越容易达到。这些语言虽然简单,却让对方解除了紧张情绪,并且感觉到医生与自己有相同的情况。对方可能不再认为与自己交谈的对象是一位严厉的医务工作者,而是甘苦与共的人,也都为双方的健康担心。共同语言找到了,患者就有可能敞开思想,谈出思想深处的想法、顾虑和所听到的一些传闻。这样,医方就可以有针对性地为患者提供相关医学信息,促使对方理解信息,接受知识,并转变行为。医务人员在与患者谈话中要利用"卷入效果",可使用"我们"等词语。

（二）选准切入话题

有经验的医生,不仅注意与患者交谈时的语言内容,而且善于通过观察患者的举止谈吐、步法姿态、服饰外表、处事方式等,估计出对方的年龄、文化程度、工作性质等。有了这些基本估计,在引导患者谈话时就有了方向,就容易找到切入点。例如,对方是一位六七十岁的农村老人,就可以问:"农村这些年变化很大吧?"并且用赞美的口气说:"我们老家都盖了洋楼。"像这样打开话题,尴尬局面就会消失了。又如,如果患者是一位教师,便可以向对方说:"我最崇拜的就是教师,没有教师就没有我今天这个医生。"类似这样的话便会拉近双方的距离,双方的交谈就会有一个良好的开端。

（三）舒缓患者心态

医生在观察患者外表的同时,应尽量注意理解他们的心态。一个人的心态通常可以从眼神、面部表情和行动表现出来,如果仔细观察是不难发现的。在交流过程中,只有相互理解才能引起感情的共鸣,相互吸引,产生信任。例如:一位老太太到门诊看病,满脸惆怅,郁郁寡欢。医生就问她:"大姐,今年有五十岁了吧?"老太太立时大笑道:"今年已七十了,大孙子都十五了。"医生又说:"哎呀,我看您顶多六十岁。"顿时,老太太高兴起来了,似乎她的病一下子全好了。

（四）解释通俗易懂

医生在实践中所面对的大多是缺乏医学知识,而文化水平、风俗习惯差异较大的患者。因此,在进行沟通时,要注意语言应通俗易懂,道理要深入浅出。例如,一位儿科医生给一个患肺炎的孩子开了红霉素栓剂,家长是农村妇女。医生简单地告诉家长:"这是栓剂。"家长客气地点头走了。半小时

后，家长生气地找回来说："这个药用水化不了，孩子咽不下去。"原来误解是家长不知道"栓剂"这个医学术语，更不知道栓剂的含义。这说明医生与患者及其家属交谈时，应该使用他们所熟悉的语言，对文化水平低的患者尤为重要。又如，在进行口服补液疗法的讲解时，医生要把医学术语换成老百姓易懂的话："孩子就好像小苗一样，全靠水养活。拉稀的时候，小孩把水拉出去了，就好像缺了水的小苗一样蔫了，所以要给小孩多喝水。"用这种形象的比喻，家长听得懂，愿意接受。如果医生高谈脱水、补液之类的话语，家长觉得很深奥，听不懂，不容易接受。在与患者进行有关问题交谈时，对背景情况的了解是非常重要的。应多用简明易懂的语言，才有可能获得沟通的成功。

（五）"是"的对话技巧

在医患沟通中，可采用"是"的对话技巧，就是在医患沟通时，不要触及患者不高兴或不同意的问题，而要让对方一开始就做出肯定的回答。因为"是"的回答表示晤谈双方做出了相同的判断，看法和意见一致，情感融洽，交流会继续发展下去。这种"是"的反应技巧看起来很容易，但常被人们所忽视，从而使交流受到影响。

对话技巧评析

　　医生："你身体怎么不舒服？"
　　患者："我老感觉胃不舒服，特别是晚上睡觉胃酸、胃疼。"
　　医生："你平常爱枕高枕头还是低枕头？"
　　患者："低枕头。"
　　医生："你得的是反流性食管炎，枕头要垫高点，可以避免食管反流。"
　　患者："好的，这能办到。"
　　医生："你平时吃的药都停了吧，就吃我开的药，消炎药统统不要吃，那会破坏正常菌群。"
　　患者："我胃有炎症，不消炎行吗？"
　　医生："你患的是反流性食管炎，消炎会破坏正常菌群，反而会越吃越重，那是误区。"
　　患者："我明白了。"
　　评析：
　　医生有效运用开放式提问和封闭式提问了解病情，将患者的思路引到正确服药的关键点上，并运用相关理论和临床经验，利用通俗的语言来解释并指导反流性食管炎的预防措施。

本章小结

　　医疗纠纷与冲突往往都是医患之间缺乏沟通或沟通不畅引起的。如何学会沟通，掌握沟通技巧至关重要。

　　尊重、热情和真诚是医患沟通的态度性技巧。尊重患者，对患者允满热情，有一颗真诚的心，这是医患沟通的基本前提。尊重患者，是一种无条件的尊重。患者有身心的痛苦，往往带来情绪的低落与不安，医生要学会宽容和理解，要充分尊重患者的人格。医生要热情善待患者，设身处地替患者着想，用真诚唤起他们对生活的热爱。

　　倾听、共情、积极关注是医患沟通的常用行为性技巧。患者作为特殊人群，需要倾诉，医生无疑是主要的倾听者，要学会倾听，与患者共情，心中装着患者，急患者之所急，想患者之所想，给患者以积极关注。只有这样，医患之间才能和谐相处。

　　医生要掌握提问、解释和指导这些言语性技巧。正确把握提问的方式方法；因人因事，科学解释；患者至上，加强指导。在言语沟通技巧具体运用时，要注重寻找共同点，观察患者，理解患者心态，语言通俗。

（张元凯）

扫一扫，测一测

思考题

1. 医患沟通常用技巧有哪些？
2. 为什么要充分尊重患者？
3. 医生如何学会倾听？
4. 语言沟通中的提问技巧有哪些要求？
5. 医患沟通中的辅助性沟通技巧及要求是什么？

笔记

第七章　门诊、急诊及病房的医患沟通

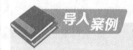

学习目标

1. 掌握：门诊、社区、急诊、病房的医患沟通方法。
2. 熟悉：病房常见医患沟通障碍及化解方法。
3. 了解：病房患者身心特点与社会因素。
4. 能进行门诊、社区、急诊、病房的医患沟通。
5. 培养"以病人为中心"的人性化服务意识。

　　门诊和社区是医疗服务的前沿窗口，医务人员在此直接对患者进行咨询、诊疗、体检和预防保健工作。急诊是抢救危重急症患者的场所。病房是门诊、社区以及急诊工作的延续。门、急诊服务质量的高低、就诊环境的优劣、收费的合理与否关系到医院的信誉和地位，而病房是患者进行治疗和康复的重要场所。因此，医患沟通在门诊、急诊和病房的工作中显得尤为重要。

导入案例

掌握沟通技巧　做好诊疗工作

　　李某，男，7 岁，小学生，因"反复咳嗽 3 个月"来院就诊。患儿近 3 个月反复咳嗽，阵咳。咳嗽以晨起以及夜间较明显，白天咳嗽次数明显减少，咳嗽较重时伴有喘促，未伴有发热等。3 个月以来，咳嗽较重时曾多次给予输液抗感染治疗。但咳嗽时轻时重，多次拍摄 X 线胸片仅示两肺纹理增多。既往有类似病史，无哮喘家族史。门诊查体：神志清楚，精神好，呼吸稍促，颈软，两肺可闻及哮鸣音及湿啰音，其余检查未见异常，家长要求输液治疗。追问病史，患儿前一天有食海鲜史。临床医师根据病史及体格检查，考虑患儿为"哮喘性咳嗽"，建议口服相应药物治疗，家长拒绝接受，反复强调其无哮喘家族遗传史。医师耐心解释哮喘病并非都来自遗传，环境是重要病因之一，且哮喘治疗是个长期过程，不可一蹴而就。经过良好沟通，家长接受医师的建议，注意饮食和气候变化，采取吸入疗法，患儿病情逐渐控制，复发次数减少，家长对疗效表示满意。

　　讨论：1. 在上述案例中，你有何感悟？
　　　　　2. 你对医师的治疗有何评价？

第一节　门诊和社区医患沟通

一、门诊和社区患者特征

（一）门诊患者特征

1. 身份的各异性　门诊患者来自社会各个层面，其年龄、性别、职业、信仰、文化程度、经济收入水平、生活经历与社会背景各不相同。不同患者的经济承受能力和医疗保障方式也不一样，如城镇职工医疗保险、城镇居民医疗保险、新型农村合作医疗保险、商业医疗保险和自费等。这些因素直接影响到患者的就医需求和就医行为。

2. 病情的复杂性　门诊是患者首诊的窗口，接待的有初诊患者，也有复诊患者，患者所患的疾病和病程也不尽相同。第一，疾病谱广泛，病种构成复杂，有单系统疾病，也有多系统疾病。特别是初诊患者临床诊断尚不明确，故对医生的诊疗水平有较高要求。若为常见病、多发病，往往可得到尽快诊断，及时处理；若为多系统疾病，常常需要进一步检查和多专科的会诊，加之诊疗费用等各种非医疗因素影响，患者可能出现焦躁情绪而诱发医疗纠纷。第二，病程长短不一。如病种单一、病情较轻的患者病程短暂；病种较多、病情较重的患者病程较长；也有病种单一的慢性病患者病程较长。病程较长的患者对自身疾病知识有了一定的了解，对医院的医疗服务有较高的要求，不仅要求诊断明确，同时要求治疗效果好而副作用少。

3. 就诊的随机性　门诊患者的就诊时间、数量有着很强的随机性。患者就诊时间往往取决于其主观意向，因而时常在短时间内来诊数量增多，时间也比较集中，尤其是在上午；而大型综合性医院由于外地患者的就诊，在上半周数量增多较为明显，常常出现门诊高峰现象。一旦形成就诊高峰，则候诊时间延长，就诊时间相对缩短，部分患者便会出现各种抵触情绪。接诊时间相对缩短，也使医生与患者交流受限，容易造成患者误解。同时，门诊高峰现象增加了药房、检验、影像各科的工作量，出现差错的可能性也相对增加。

4. 心态的多样性　由于患者的职业、文化程度、经济水平、生活经历与社会背景的不同，加之所患疾病情况不尽相同，患者对疾病的治疗需求及求医心态也表现不一。有的患者对自己所患疾病知之不多，不以为然，表现为若无其事；有的患者背上沉重的思想包袱，悲观失望，对治疗信心不足；有的患者由于患病时间长，"久病成医"，一知半解，对治疗要求高；有的患者明知自己患病，但因一些原因，要求医务人员保密；有的患者虽然患病，但能正确对待，思想开朗，情绪稳定，配合治疗；有的患者经济条件较差，要求简单有效的治疗；有的患者经济条件优越，希望得到更优越的治疗。

（二）社区卫生服务对象特征

社区卫生服务是在政府领导、社区参与、上级卫生机构指导下，以基层卫生机构为主体，全科医师为骨干，合理使用社区资源和适宜技术，以人的健康为中心、家庭为单位、社区为范围、需求为导向，以妇女、儿童、老年人、慢性病患者、残疾人、贫困居民等为服务重点，以解决社区主要卫生问题、满足基本卫生服务需求为目的，融预防、医疗、保健、康复、健康教育等为一体的，有效、经济、方便、综合、连续的基层卫生服务（图7-1）。

社区卫生服务对象主要有以下特征：

1. 求医内容广泛多样　社区卫生服务对象年龄从儿童到老人，年龄跨度比较大。社区求医行为从预防、医疗到保健、康复，以慢性病以及初发等疾患为主，求医内容丰富多样。

2. 注重医生的全面性　社区卫生服务对象主要以常见病、多发病为主，更注重社区医生的全面性和职业素养，所以更倾向于选择服务态度好并且业务水平全面的医生。

3. 就医与自我医疗相结合　社区卫生服务对象倾向于医生医疗和自我医疗相结合。随着生活节奏加快、居民健康意识增强、医疗保险制度改革、城市消费者的零售市场逐步形成，自我医疗的比例有所增加。

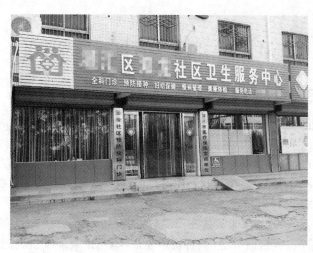

图 7-1 社区卫生服务中心

二、门诊和社区工作特点

（一）门诊工作特点

1. 诊疗工作的繁重性和时限性 门诊每天要在规定的工作时间内接待大量患者,医务人员的诊疗工作十分繁重。尤其是一些技术水平高、设备先进的大型综合性医院,无论是普通门诊还是专家门诊,医生半天平均要接诊数十名患者,以至于有时接诊一名患者的时间不足 5 分钟。在非常有限的时间内,要完成每一例患者,从询问病史到体格检查,阅读既往诊治资料,分析病情,作出处置意见,解答患者问题等一系列工作,工作强度极大。接诊患者数量的众多,接诊时间的短暂,与医疗服务质量就形成了比较突出的矛盾。在这样的矛盾下,容易引起医患之间的矛盾与冲突。

2. 接诊过程的不连惯性和风险性 由于普通门诊医生大多定期轮换,而专家每周在门诊坐诊的时间也只有数个半天,加之会诊、手术、出差、休假等诸多因素,导致门诊医生流动比较频繁。就诊患者尤其是长期多次复诊的患者,要求初诊医生继续诊疗常较困难,往往会遇到不同医生接诊,增加了医生全面了解患者诊疗整个过程的难度,有时在医生交接过程中易出现隐患,不同程度地影响医疗质量。这种非连续诊疗也会造成个别患者心理不接受和沟通障碍,从而产生医患矛盾和纠纷。

3. 就诊环节的关联性和复杂性 门诊是一个诊疗功能较为齐全的整体系统,涉及的流程包括导医、预检、分诊、挂号、候诊、就诊、交费、检查、治疗、取药等多个环节。在患者就医过程中,任何一个环节出问题都会造成门诊的运转不畅。合理设置流程,使各环节紧密连接,才能避免"三长一短"的现象,即挂号时间长、候诊时间长、检查处置取药时间长、诊疗时间短。

4. 工作构成的系统性和多元性 门诊工作涉及临床与非临床、医学与药学、医院管理学、卫生经济学等多学科领域,医疗护理工作需要行政管理和后勤服务等多部门的服务与支持;从参与门诊工作人员的组成来看,有医疗、护理、影像、检验、药剂、工程、财会等不同专业的人员,有高、中、初级技术职务人员,有在校研究生、实习生、进修生等,这些充分反映了门诊工作的系统性与多元性。

（二）社区卫生服务工作特点

根据国家对社区卫生服务的定位,社区卫生服务的目标是以社区人群健康为中心,以预防保健为导向,以人群为对象,以家庭为单位,以社区为范围,满足个人及基层的基本卫生服务需求。其特点如下:

1. 以健康为中心 随着现代医学模式向生物 - 心理 - 社会医学模式的转变,基层卫生保健工作重点从治疗疾病转移到如何保护和促进健康。所以社区卫生服务的主体必须以人的健康为中心,而不是以疾病为中心。走进社区和家庭,动员人们自发维护健康的生活环境,建立健康的生活模式,达到预防疾病和促进健康的目的。

2. 以预防保健为导向 社区卫生服务整体体现的是预防为主、无病早防、有病早医的理念。采取疾病控制和预防保健相结合的办法,负责和控制社区、家庭和个人健康。在社区中开展健康体检、健康教育、计划免疫,将医疗和预防有机地结合起来,使卫生工作获得更多的主动性。

3. 以社区为范围 社区是个人及家庭日常生活、社会生活及维护健康的重要场所。社区卫生服务不应只局限于疾病和患者,也应该针对社区的环境、饮食、学校以及职业卫生等方面提供服务。通过对社区的调查和诊断,了解社区存在的健康问题,找出和分析社区主要的健康问题和影响因素,制定社区卫生健康计划,以维护和促进社区的健康。

4. 以家庭为单位 家庭是社区的基本单元,家庭对个人的健康和疾病的发生、发展、治疗和康复有着重要的影响。家庭既是提供社区卫生服务的重要场所,又是可利用的有效资源。社区卫生服务以家庭为单位的卫生保健,可以协助家庭成员改善和建立有利于健康的环境和生活,协助家庭成员具备健康的心理和良好的社会适应能力,指导患者家属提供医疗及护理服务。

5. 以人群为对象 社区卫生服务是以社区内所有人群为服务对象,通过人群服务与个体相结合来改善社区的卫生环境、居住条件,倡导健康的生活方式,消除不安全因素,以维护社区人群的健康。

6. 在服务中提供综合性服务 随着现代健康观的确立,国家基本公共卫生服务逐步落实,社区卫生服务又被赋予了新的内涵。除了基本医疗服务外,还包括预防、保健、健康教育及康复服务,涉及生理、心理、社会等方面,覆盖整个社区、家庭和个人。

三、门诊和社区医患沟通的途径与方法

(一)门诊医患沟通的途径与方法

1. 转变思想观念,建立新的服务模式 门诊的医务人员必须适应医学模式的变化,更新服务观念,改善服务态度,转变服务方式,提高服务效率,加强医患沟通,注重人文关怀,切实地把"以患者为中心"作为工作的出发点,积极主动为患者提供一个全方位、全过程、优质满意的门诊诊疗服务。

2. 加强技术力量,严格实行首诊负责制 医院要加强门诊技术力量,严格实行首诊医师负责制和专科门诊制,确保主要专科每日开放门诊,并有高年资医生接诊。门诊因时效性很强,又具有一定的风险性,这就要求门诊医务人员要不断强化质量第一的观念,确保医疗安全。以对患者高度负责的精神,认真细致、一丝不苟地做好每一位患者的接诊、检查、治疗工作,并在门诊病历上详细记录本次接诊诊查治疗的情况。对有疑点、疑难的问题不轻易放过,没有充分的诊断依据不草率作出结论,必要时邀请多科联合会诊,并妥善安排复诊。

3. 掌握沟通技巧,做好诊疗工作 门诊医患沟通主要有以下技巧:

(1)整体问诊:问诊是医生通过对患者或有关人员的系统询问而获取病史资料的过程,又称为病史采集。通过问诊可了解疾病的发生、发展、诊治经过、既往健康及患病情况等,对疾病的诊断有很重要的意义。在问诊过程中,由于医患双方的地位和心态方面存在差异,问诊有其独有的特点和要求。高质量的问诊,需要诚恳而细致地听取患者的叙述,评价各种资料的相互关系和重要性,询问出完整的疾病资料,抓住重点,深入询问,尽量引证核实,观察患者的面容表情、言谈举止,领会患者关注的问题,对疾病的看法及诊断和治疗的期望等。在问诊方法上,要因人而异。如对少言寡语者,要耐心细致、循序渐进询问;对滔滔不绝者,要规范话题、巧妙转问、化整为零询问等。只有做到这些,才能避免遗漏病史,保证诊疗的质量,同时也能避免与患者产生言语上的冲突,满足患者的求医倾诉需求。

(2)体格检查:体格检查是医生更直观地判断分析患者病情的重要依据,除了必须做到按照医学规范进行操作外,从医患沟通方面来说,需要重视的是检查的手法及患者的隐私问题。医生在为患者做体格检查时应注意手法,掌握技巧,把握轻重,关注患者的感受。因为体格检查往往需要患者暴露身体的某些部位,这就要注意保护患者的隐私。如在检查时请无关人员离开,拉上隔断帘等。特别在妇产科、泌尿外科、皮肤性病科等科室,更应该注意体检的规范性和隐秘性,以免引起不必要的医患矛盾。

(3)病情分析:门诊医师通过询问患者的病史,进行体格检查,以及查看患者相关检验项目结果后,对患者的病情有了一定的了解,对于不太复杂的疾病,医生会做出初步诊断。此时,重要的环节就是向患者进行解释,分析其病情。在分析病情时,特别要注重用语的针对性和通俗性,因为就诊者身份各异,但大都对医学知识了解不多。由于就诊时间的局限性,如需进一步检查才能明确诊断,应

耐心向患者说明。

（4）提出治疗方案 明确诊断后应提出治疗方案。对于不同病情的患者究竟采取何种治疗方案，其选择权不仅仅在于医生的指导建议，更掌握在患者自己的手中。作为医生，必须尊重患者的权利，要让患者了解治疗处理等确切的内容和结果，可供选择的具体治疗方案，各种方案的利弊及可能引起的后果等。在沟通中，医生必须做到既简明扼要又通俗易懂，同时也要考虑到患者的经济条件和心理承受能力等，从而使患者能够真正选出最适合自己的治疗方案。

4. 掌握心理学知识，注重心理抚慰与疏导 参加门诊工作的医务人员对就诊患者不仅要有高度的责任心，还要具有较广泛的医学知识和较丰富的临床经验，同时要掌握心理学知识，使患者从就诊开始就能打消顾忌，消除恐惧，敞开心扉把自己的症状、体征和心理感受都向医务人员倾诉。医务人员针对不同患者的病情、心理状态和提出的问题与要求，细心、耐心、热心地做好解释、安抚、疏导工作，使患者有亲切感和安全感，增强战胜疾病的信心，从而不仅医治好疾病给患者机体带来的痛苦，同时也医治好疾病给患者心灵所造成的创伤。

5. 优化服务流程，建立全程导诊服务 门诊诊疗工作中"三长一短"现象是长期困扰患者和医院的老大难问题。这就要求医院门诊工作以改革的精神，分析现有的流程，以减少中间环节为突破口，采取措施简化挂号、检查、收费、取药等方面的手续，改善基础服务设施，努力为患者提供方便、快捷、优质的服务。同时，从进院、分诊、挂号、就诊、收费、取药、治疗等实行全程导诊服务。各专科实行护士分诊，对年老体弱、疑难病症和特需服务的患者，实行护士全程陪同服务。同时，加强对医务人员的管理，杜绝带人"加塞"看病、替熟人打招呼等现象，避免在就诊环节上引起医患摩擦与冲突。

6. 诊疗服务多样化，探索人性化服务模式 门诊在保证实施基本诊疗服务的基础上，可开展多样化的服务工作，探索人性化服务模式。如提供便民措施，免费提供饮用水、一次性口杯、手帕纸、健康宣教材料等；开设方便门诊，对一些患慢性病、行动不便、只需开药的患者提供便捷的医疗服务；开设特需门诊，提高服务档次，满足部分患者的高层次门诊医疗需求；开通咨询专线电话，解答常识性的医疗问题，指导就医，为患者预约挂号、预约检查、预约住院；开展社区医疗保健服务，在医院周围的社区建立医疗保健服务网络，定期进行健康体检、健康咨询和常见疾病的治疗和康复服务等。

7. 各科室通力协作，门诊办公室统筹协调 门诊是集医疗、护理、药剂、检验、财务、后勤等各类人员为一体的综合部门，完成患者的诊治工作必须依靠多学科、多部门有关人员的共同努力。因此，门诊各科室、各级各类人员都必须围绕以病人为中心的理念，强化全局意识、质量意识和服务意识。为了患者的利益，在认真履行各自职责的同时，充分发挥各专业技术优势，共同把握好门诊患者诊疗过程的各个质量环节，维护好各种基础设施的正常、有序运转，做到相互支持、相互理解、有求必应、密切配合。只有这样才能为患者提供高效率、高质量、人性化的全方位医疗服务。

门诊办公室是门诊的核心工作机构，肩负着统筹门诊各科室、各部门工作等重要任务，同时也在医患沟通中担任重要角色。当患者在就诊过程中遇到种种困难或不满，在科室难以解决或对处理不满的情况下，门诊办公室应成为医患沟通的重要缓冲，通过翔实的调查和合理的协调，解决好医患之间的矛盾与冲突。

（二）社区医患沟通的途径和方法

1. 主动提供服务 社区医生要能主动地深入到家庭和社区，热情地为他们提供方便快捷的医疗保健服务。这样不仅能给居民带来极大的方便，而且能够增进医务人员与居民的交流，加强了感情沟通，从而有利于医患双方在疾病的防治和增进健康中发挥双方的积极性，有利于医患双方建立信任关系，取得患者的合作与配合。

2. 接诊时使用开放式的问题 接诊开始时的问诊很重要，尽量多使用开放式问题，即要求患者必须加以解释或者描述的问题，如"你的腹部是怎样不舒服的？"开放式的问诊有助于医生获得更多的患者疾患的信息，这样可以迅速明确患者的问题所在。如果使用封闭式问题，患者只需要摇头或者点头，回答"是"或"不是"，或者一些简单的数字就能回答，如"你腹部疼多久了？"，则不能全面了解患者的病痛信息。

3. 沟通时要注意观察患者 要留心观察患者口头上或视觉上的线索，这样有助于医生提高诊疗效率。这里的"线索"实际上是患者对医生的一种反应信号，包括他们讲话的语调、面部表情、姿势以及他们的动作。

4.加强与其他机构合作　社区卫生服务机构要加强与各级医疗保健部门及该社区所在的政府部门，乃至社区内个人、家庭、团体的密切合作，尽量为居民提供各种健康服务，如患者的访视、出诊、转诊、健康教育、健康咨询及社区内环境的综合治理等，这样有利于建立良好的医患关系。

第二节　急诊医患沟通

一、急诊患者和家属特征

1.病情的急危重性　急诊作为急危重症患者救治的第一线，近年来逐渐成为医疗纠纷的易发场所。急诊患者大多是急危重症患者，一般夜间、节假日发病居多。其病情往往来势凶险，危急程度难以估计；部分急危重症患者，病势急、病情重、变化快，随时可能出现危险，急诊医生必须迅速准确做出诊断，立即采取抢救治疗措施。此时，家属心急如焚，情绪往往难以控制，这要求急诊医生在尽快诊断、全力抢救的同时，要与家属进行简洁有效的沟通，取得其全面配合。

2.情况的突发性　急诊有时会遇到一些突发事件，如自然灾害、交通事故、各种中毒等，此时可能会有大批伤病人员同时就诊，急诊科要及时通知相关科室医务人员，并立即向医院总值班汇报，调集各方的力量加入到急救工作中去。

3.求医的紧迫性　急诊患者和家属一般求医心情急切，希望医生能马上给出明确诊断，及时采取治疗措施。有些病情较轻的患者，因为对医学不了解，往往会非常紧张和焦虑；而有些情况危急的患者则必须采取紧急措施，才能暂时脱离危险或缓解急症。

4.后果的严重性　急诊重症患者多，病情来势凶猛，病情复杂，即使抢救及时，也会出现一些严重的后果。如一些患者预后不良，一些患者送来急诊时就已死亡或经过各方抢救仍然无法挽回生命等，而部分家属对这些后果没有充分的心理准备，难以接受，从而引发医疗纠纷。

二、急诊工作特点

1.节奏的紧张性和有序性　急诊患者大多是急危重症患者，救治工作必须争分夺秒，这就使得急诊工作必须时刻处于一个紧张的待命状态。为了做好急诊救治工作，特别是突发事件中成批患者的救治工作，急诊医护人员需要具有快速的应急反应能力，严密组织指挥，节奏紧张而有序。疑难危重症患者的抢救和治疗还需要多科室的协作和配合。

2.诊疗的随机性和规律性　急诊工作量随机性大，患者的就诊具有不可预见性，常常由于季节、气候、各种流行病、传染病、食物中毒、工业外伤、交通意外等原因，处于超负荷工作状态。急诊患者就诊时间的规律虽然较难掌握，但一般情况下，内科急诊患者上午较少，下班后较多；创伤急诊患者一般中午少、早晚多。此外，急诊工作还具有一定的季节规律性。如冬季呼吸道感染患者多，夏季肠道传染病多，麦收季节手外伤多，冬季骨折患者多等。

3.技术的专业性和全面性　急诊患者发病急、疾病谱广、病情严重而复杂，往往波及多个器官和系统，医护人员一方面需要熟练掌握本专业医疗护理的理论与技术，及时、准确、有效地抢救患者；另一方面需要了解掌握临床多个相关学科专业的医疗护理知识和急救技能，这样才能抓紧抢救时间，挽救患者生命。

三、急诊医患沟通的途径与方法

（一）增强责任意识，主动提供医疗服务

急诊工作责任重大，稍有不慎，将给患者带来不可弥补的损失，甚至会危及患者的生命。同时急诊医疗也是患者最急需、家属最关心、舆论最敏感的问题，因而急诊医务人员要有强烈的责任意识，严格执行"首诊负责制"、会诊制度、急危重症患者抢救制度等核心医疗制度；及时接诊、会诊，耐心询问病史，认真体格检查，仔细观察病情变化；交接班时要紧密衔接，交代清楚；遇到同时患有多学科疾病的患者时，要主动服务，不推诿；在未请示上级医生，也未与转往医院联系的情况下，不随便将患者

转院。

（二）迅速果断准确，积极有效实施急救

由于急诊患者病情的危重性、突发性、紧迫性，患者及家属往往心情焦急，希望立刻得到救治。医务人员应积极果断，分秒必争，迅速投入到急救工作中去。在询问病情、查体和安排相关检查时，尽可能迅速、准确地采取急救措施，紧张而有序地实施各项工作。只有这样，才能满足患者急诊的迫切需要，及时挽救患者的生命，同时使患者及家属对医务人员信任和尊重。此外，医院应开设急诊绿色通道，及时将危重症患者转入病区，争取抢救时间，提高急诊患者的救治率。积极有效的诊治抢救是急诊患者及家属的根本需求，也是急诊医患沟通的关键所在。

（三）各科协作配合，救治疑难危重患者

急诊中一些突发重大事件的患者往往病情复杂严重，常涉及多系统多器官的病变，因而一方面需要急诊医生具备多学科的综合医学知识；另一方面要求急诊各科室积极紧密地协作配合，用系统、全局的观点研究急诊疑难危重症患者的病情，并在第一时间采取最佳的治疗措施，对患者进行全方位的诊疗，使之得到及时、全面、有效的治疗。科室间的团结协作是急诊抢救的重要保障，也是一个医院急救能力和综合管理水平的重要体现（图7-2）。

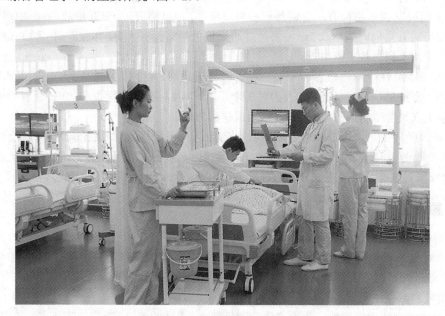

图7-2 医务人员极力抢救患者

（四）讲究沟通艺术，注重人性化关怀

现代急诊服务除了做到更快、更有效，还要求能更人性化。对初次来院急诊的患者，医务人员在接诊时要用和蔼的语言，多向患者解释，使患者感到亲切，消除患病的恐惧感，并迅速分诊，让患者及时得到诊疗。对重症绝望的患者，医务人员要运用"同理心"来进行沟通。所谓同理心，即在人际交往中能够体会他人的情绪和想法，理解他人的立场和感受，并站在他人的角度思考和处理问题。为此，医务人员应把患者当成朋友，尊重、安慰、鼓励、帮助他们，并通过医学知识的宣教，做好心理诊疗，排除其心理负担，建立起接受治疗的最佳心理环境和身体状态；如患者由于车祸、猝死或其他疾病突然死亡，家属面对突如其来的打击，心理难以承受，医务人员要用亲切的语言和温和的态度去关心帮助他们，使其控制住感情的冲动。

（五）认真交代病情，如实记录急救经过

医务人员要充分认识急救中潜在的纠纷和法律问题，提高执行各项规章制度的自觉性，要以高度的责任心投入工作。医务人员的语言、表情等都应得当，抢救中要用恰当、严谨的言辞及时向家属交代病情的变化情况和治疗方案，取得患者和家属的理解和配合。同时，如实记录抢救经过，准确判断、认真描述接诊时患者的情况，接诊时间，通知医师时间及医师到达时间，进行抢救时间等。尊重患者的知情权和选择权，重要的检查治疗和危重病情交代不仅要有书面记录，而且要有患者或家属的签字（图7-3）。如实记录病情和抢救经过，这些是处理医患纠纷的重要法律依据。完整准确的资料是保护医务人员自己的需要，也是患者家属的需要。

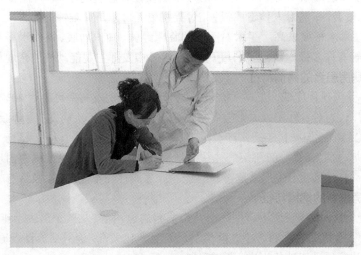

图7-3 医务工作者告知后家属签字

患者，女，22岁，因"突感腹部疼痛1小时"于夜间来医院就诊。首先由急诊外科医生接诊，查体：精神差，贫血貌，痛苦面容，心肺听诊未见异常，腹软，腹部有压痛、反跳痛，无明显腹肌紧张。医生高度怀疑异位妊娠，建议进行腹部彩超检查，并请妇产科医生会诊。但患者拒绝检查及会诊，医生只好留院观察。夜间患者腹痛加剧，出现休克症状，腹部探查支持异位妊娠诊断，经抢救患者脱险。

评析：

1. 患者不清楚拒绝检查可能造成的严重后果，结果造成患者失血性休克，幸亏医院抢救及时，才得以挽救生命。

2. 急诊外科医生病情判断正确，选择的检查方法有效，但在与患者沟通上略显欠缺。

3. 医生应采取果断措施，进行检查并进一步沟通，早期手术可能对患者更有利。

第三节　病房医患沟通

一、病房患者病情特征

（一）内科病房患者的病情特征

1. 急性病期　起病急骤、进展迅速、病势凶猛，自觉症状明显，常导致患者不良心理反应。

2. 慢性病期　病期冗长，身体有不可逆转的病理变化，不能完全康复。病情时好时坏，疗效不显著，患者需要长期治疗和护理，造成患者躯体痛苦和精神折磨。

3. 疾病康复期　疾病或理化因素造成的组织器官的器质性改变已基本修复，进入了健康好转或功能恢复阶段，特殊情况下或留有后遗症、失用性残疾。

4. 内科老年患者　老年患者的脏器和神经系统功能有所衰退，代偿能力和免疫功能减低，常有多种疾病并存。

（二）外科病房患者的病情特征

1. 收效快与局限性并存　手术治疗对于某些患者来说是唯一的手段，对有的疾病是首选的治疗方案。有些疾病手术可以令其"手到病除";有些也只是探查或明确诊断;手术对某些疾病的治疗也只是其中环节之一,还要补充其他治疗措施。

2. 治疗具有侵袭性,医疗风险大　手术治疗虽然以拯救患者的生命为目的,但手术对患者的组织器官具有一定的侵袭性,易对人体造成损害,对某些患者可能是灾难性的损害。

3. 对医生的技术水平要求高　手术对医生的临床经验、知识功底、操作水平及应变能力等综合技术要求很高,尽管有许多操作规范要求,但医生在手术中发挥主观能动性的余地相当大。

(三)妇产科病房患者的病情特征

1. 患病率高,受重视程度低　妇科病普查发现,妇产科疾病发病率可高达40%左右,但患者往往不太重视此类疾病,认为对身体无太大影响而不进行正规的治疗,待疾病发生了不良转归才后悔莫及。

2. 涉及个人隐私多　妇产科疾病常涉及婚姻、家庭和两性关系等个人隐私。

3. 病情变化快,发生突然　产科疾病往往病情变化快,尤其是分娩过程中出现的一些并发症一般均在瞬间发生,且会对母儿产生严重危害,一旦发生,家属往往不能理解,极易造成医患纠纷。

(四)儿科病房患者的病情特征

1. 起病急、变化快,临床表现不典型　小儿患病起病急,尤其是孩子出生半年后,从母体获得的抗体基本消失,极易得感染性疾病。小儿病情易反复且变化多端,但只要诊断及时、处理得当,不少病情危重的患儿,治疗后迅速转危为安,直至痊愈。

2. 儿科疾病谱与成人不同　儿科疾病谱常常围绕生长与发育的特点,由于不同年龄阶段小儿的解剖、生理、病理、免疫等方面均各有其特点,并且相同的临床症状在不同年龄阶段病因也各不相同。

3. 小儿免疫功能未完善,防御疾病能力弱　小儿皮肤、黏膜、淋巴系统、体液免疫以及细胞免疫等免疫功能随年龄增长而完善;各器官发育未成熟,体液免疫和细胞免疫功能均较差,白细胞吞噬能力等也较低,其他体液因子如补体、趋化因子、调理素等活性低,因而防御疾病能力差。

二、病房工作特点

1. 患者年龄跨度大　住院患者中有儿童、年轻人、中年人及老年人,年龄跨度大,是一个年龄层次构成多样化的群体。

2. 病种广　住院患者所患疾病多种多样,如内科疾病可涉及呼吸、消化、心血管、内分泌、血液、神经等系统,外科疾病可涉及普外科、脑外科、骨科等,还包括妇产科、儿科、五官科等疾病。

3. 医疗工作干扰多　患者住院后家属、朋友、同事关心的人多,探视的人多,为其诊断治疗出主意的人多。

三、病房患者身心特点与社会因素

(一)病房患者身心特点

患者因疾病住院改变了其正常的生活状态和生活方式,生活节奏、周围环境的变化对其内心世界是一种强烈的冲击,患者要改变原来的精神状态和生理状态来适应这种变化。再加上疾病给患者带来的痛苦体验,不仅会使患者的注意力集中到患病的躯体上,还会影响其身心状态,改变其社会适应能力、自我评价以至人格特征。通过临床观察发现住院患者常出现以下身心特点:

1. 负性情绪反应　患者对自己的病情感到束手无策、焦虑、悲观。特别是一些慢性病患者,由于病程长、迁延难愈,常常担心疾病反复发作,致残甚至致死;担心医药费用高,给家庭带来沉重的经济负担。另外,患者住院要从熟悉的地方到陌生的环境,面对素不相识的医务人员,焦虑情绪往往容易加重,常见的表现有心跳加快、血压上升、四肢及全身震颤、出汗、语速急促、声音发颤,在病房来回走动,希望医生马上给予处理等。高度的焦虑不仅会增加生理和心理上的痛苦,而且会对治疗过程产生不利的影响。有的患者还会因丧失劳动能力,或因疾病导致形象变化,变得悲观失望、独行寡言、厌恶社交,容易产生被社会遗弃的心理,从而表现出对社会的不满,将自己孤立起来,甚至对以后的生活失去了信心,产生自杀想法。

2. 恐惧情绪　由于医院是各种疾病集中的地方,患者会看到自己过去未曾设想过的情景,加重对疾病的担心,因而产生恐惧。如害怕医院;害怕面对医生、护士及周围的病友;害怕各种医疗设备及检查；害怕打针等各种治疗，特别是一些侵入性的治疗，如导尿、各种插管等；害怕会失去身体的某一部分。在需要手术治疗的患者，害怕体现的尤为明显，如患者会在手术前一天晚上不能入睡，心跳加快，心情不能平静，必须依靠药物的作用才能睡眠；在进入手术室时会出现面色苍白、四肢冰冷、毛细血管收缩变细等现象。

3．主观感觉异常，疑心加重　患者来到陌生的环境，心理处于高度的紧张状态，对周围的声、光、温度、湿度等容易出现感觉过敏，如怕光、怕嘈杂、怕听到其他患者的喊叫声等，周围环境发生任何变化都会引起患者感觉上的不适。尤其是过分注意躯体的变化，对疼痛的敏感，只要发觉身体有一点异常，就会感到紧张不安，不断地向医生、护士询问。有时患者还会根据医生、护士的细微表现来猜测自己的病情。

4．情绪不稳定　患者从健康人到患者的角色转换较快，其心理处于一种高度紧张和焦虑的状态，虽然患病已是事实，但在心理上还没能完全接受。心理与现实、角色与角色之间的冲突，导致患者情绪不稳定，遇事易激动、发怒，甚至与医生、护士发生口角冲突。这通常是人在与疾病和环境变化的抗争中，不能自拔而激起的情绪发泄。

（二）主要社会因素

1．生活方式的改变　不健康的生活方式如大量摄入高盐高脂饮食、缺少体力活动、吸烟、过度饮酒等，与心血管系统、消化系统、呼吸系统、内分泌代谢等发病率高度相关。

2．精神社会因素　随着现代社会的发展，人们所面临的精神压力普遍较高，疾病的痛苦、治疗带来的经济负担、病情的反复迁延都会给患者带来不同程度的心理压力。同时，患者要面对社会角色转变，有的被迫离开岗位，有的终止了学业，渴望回归社会而病情又不允许。此外，患者的家庭生活因此产生变化，出现了夫妻矛盾、子女问题等，以上种种原因对病情及治疗效果都会产生影响。

3．环境污染　由于环境污染以及各类违规食品添加剂的使用，使外源性激素所致的内分泌功能紊乱和大气污染所致的呼吸系统疾病成为不可忽视的问题。比如在人工饲养的禽类及鱼类饲料中添加激素，以及一些水果中施用的早熟剂、防腐剂等，导致的外源性皮质醇增多症以及儿童性早熟等。

4．人口老龄化　经济和医疗卫生事业的飞速发展，使疾病死亡率大幅度下降，人口平均寿命显著延长，人口老龄化也明显提速。老年人免疫功能和机体敏感性下降，容易诱发呼吸系统和内分泌系统疾病，常见的如肺炎、支气管炎、老年性骨质疏松症等。

5．健康知识缺乏　缺乏基本的健康知识与糖尿病、高血脂等疾病的发生发展有很大关系。

四、病房医患沟通中的书面告知与签字

1．及时如实告知医疗信息　在医疗活动中，医务人员应当及时将患者的病情、医疗措施、医疗风险等如实告知患者。告知要力求全面准确，避免因告知不足而导致医疗纠纷，但应当避免对患者产生不利后果。

2．选择合适告知方式　告知有口头告知、书面告知和见证告知三种方式。口头告知适用于医院诊疗程序等一般性情况的告知；书面告知适用于医疗机构有告知义务的医疗管理、患者病情、诊治措施及风险告知，书面告知必须要有患方签字；见证告知适用于医院有告知义务，但患方拒绝在书面告知文书上签字，或无患方家属而本人也无法签字的告知，告知时必须要有第三人在场，并签字证明。

3．根据患方情况签署同意书　按照有关规定须取得患者书面同意方可进行的医疗活动应当由患者本人签署同意书。患者不具备完全民事行为能力时，应当由其法定代理人签字；患者因病无法签字时，应当由其近亲属签字，没有近亲属的，由其他关系人签字；为抢救患者，在法定代理人或近亲属、关系人无法及时签字的情况下，可由医院负责人或者被授权的负责人签字。因实施保护性医疗措施不宜向患者说明情况的，应当将有关情况通知患者近亲属，由患者亲属签署知情选择书，并及时记录。患者无近亲属的或者近亲属无法签署知情选择书的，由患者的法定代理人或者关系人签署知情选择书。

4．积极与患方沟通　医务人员在各个诊治环节中应当积极与患方进行沟通，并解答其咨询，解答应当热情友善、耐心细致、通俗易懂、表达准确，重要的沟通内容应当记录在病历中，并请其签名。

5. 手术告知选择合适告知人　手术原则上由主刀医师负责，特殊情况可以委派有相应资质的助手告知，但告知内容应当经主刀医师审核同意。重大、疑难、多科合作、新开展手术必须由主刀医师亲自告知。手术及有创诊疗措施，包括各种组织器官穿刺活检、内镜和血管内的诊治等，医务人员应当将疾病的诊断、手术及麻醉方式和可能出现的风险充分告知患方，并请其签字。手术过程中，需要改变手术方案、麻醉方式或切除患者组织器官等，医务人员必须征求患者（方）同意并签字后才能进行，但情况危及患者生命安全时，在告知同时，可采取抢救性措施。

6. 制定非手术诊治风险告知制度　科室应当制定非手术诊治，包括药物治疗及各种物理治疗、自费药品和治疗方法使用等的医疗措施及风险告知制度，取得患方同意并签字后，方可采取诊治措施。但情况危及患者生命安全时，在告知同时，可采取抢救性诊治措施。

五、医生与手术患者及家属的沟通

（一）术前沟通

手术前，医生要与患者和亲属或单位负责人谈话，并要求他们在谈话记录上签字，这是一种常规制度。告诉患者手术的名称、方法，让患者了解手术的大致情况和适应办法。例如，对非全身麻醉下进行的腹部手术，就应该告知患者，在牵拉脏器时会有不舒服，但只要尽量放松，或做几次深呼吸，就可以减轻；又如，对胃肠道术后需放胃管的患者，应事先告诉其术后说话会不方便，在这种情况下应如何表达自己的要求。

通常情况下，医生是在征得患者及其亲属同意后才决定手术的。手术是以损伤为前提的，患者是否接受这种治疗，自己完全有权决定。按常理而言，患者都是在无奈的情况下面临手术的。因此，应向患者及亲属充分说明手术的必要性，以及不及时治疗可能产生的严重后果，以利于患者及其亲属作出决断。当患者充分体会到不进行手术会产生难以接受的后果时，患者及其亲属才会对手术后的残存症状有所理解。

在与患者亲属谈话时，应注意分清亲属与患者的关系及家庭成员的构成，一般来说，排在第一位的是患者的配偶、父母、子女，第二位是患者的兄弟姐妹、祖父母、外祖父母。在同一序列中的每一个人都具有同样的权利，这一点应加以注意，特别是当患者失去表达能力时，有时会因亲属的意见不统一而产生医疗纠纷，建议亲属先统一认识，然后再作出决定。

手术前，与患者及其亲属谈话时要注意：

1. 实事求是　谈话切忌主观片面，要实事求是地说明病情、手术疗效与风险，任何夸大其词的说法都将可能成为引起医患纠纷的隐患。有针对性地组织同类手术患者交流信息，有利于促进患者了解治疗的目的。

2. 全面到位　应着重对术中、术后可能出现的危险与并发症进行全面和到位的说明与解释，特别是有可能危及生命的情况，更要说明到位，以使亲属在术前就有充分的认识和思想准备。同时，也要对医生为防止和应对风险及并发症所做的准备作适当的介绍，以取得亲属的信任和理解。此外，对治疗所需的费用也应在术前让亲属了解和准备。

3. 善意掩饰　对于某些病情较重、预后较差者，应特别注意谈话技巧。直接与患者谈话时，应在保护性医疗制度的前提下，满足患者的部分愿望，可以有所保留，但面对亲属时就应把问题说透。

4. 个体化　谈话时，医生不能千篇一律，要根据每个患者的具体情况，有针对性地进行沟通。

5. 风险共担　医生不能陷入医患沟通的误区，把患者及其亲属的签字当作免责减责的凭据。不能认为有了签字，就可以不承担风险和责任。

6. 关注患者的安全感受　介绍手术医生和护士情况，以使患者及亲属对医护人员有更全面的了解，并产生亲近感，从而增强患者的安全感。

（二）手术中的沟通

手术进行中是医患双方都高度关注的治疗阶段。由于疾病和个体的差异，术中可能发生各种难以预料的情况，加之外科治疗手段的特殊性，决定了术中仍应进行适时的医患沟通。术中医患沟通应做到以下几个方面：

1. 言谈举止要把握分寸　手术中医护人员切不可在非全身麻醉患者面前表现出惊讶、可惜、无可奈何，以免患者受到不良的暗示或知道了不该知道的病情；医护人员不应说出易引起误解的话语，以免引起医源性纠纷。

非全身麻醉的患者，对医生在施行手术中的一举一动都会非常认真地体会和考虑，当术后发生一些不良情况时，患者常会与手术中的情况联系起来。

在手术台上还应避免谈论与手术无关的话题，特别是手术患者为清醒状态时，手术医生谈论无关话题和接听电话会使患者产生恐惧，增加危险感，即使手术医生能够保证谈话不会影响手术质量，患者的投诉也在所难免。

2. 必要时术中作补充告知　若在手术过程中发现患者情况与术前预计的不完全相符，考虑需要扩大手术范围或者改变手术方式，甚至可能损伤周围的组织器官或需要切除预定范围外的组织器官时，医生应及时告知患者亲属，做好有效沟通，征得患者亲属的同意并签字后方可继续进行手术。术中出现意外大出血或其他危及生命的情况，也应及时与患者亲属沟通。

3. 避免不良刺激对手术的影响　事先要告诉患者在手术中听到医疗器械的碰撞声、医护人员的走动声时不必惊慌，以免影响麻醉和手术进程。

（三）手术后的沟通

手术结束并不意味着一切都平安无事，术后仍可能发生病情变化，有时甚至是瞬息万变的。医生除了应重视术后患者的观察与处理，还应继续做好医患沟通。术后医患沟通应当重点注意：

1. 及早沟通，消除顾虑　手术结束后，医生应及时向患者和家属说明手术情况，并再次说明术后病情恢复的一般规律，可能出现的并发症及观察与治疗的方案，使患者及其亲属对病情有更深入和客观的认识。

有些术后身心反应严重的患者，虽然手术非常成功，但患者仍可能有较多的不适和顾虑，情绪不稳定。医生要给予指导，帮助患者减少"角色行为"，让患者认识到术后病情是逐渐好转的，以增强患者的信心。

2. 正确指导术后患者的活动　如肺部手术后患者多咳嗽、咳痰、保障气管通畅；腹部手术后患者适当活动，以加速血液循环，促进康复，一有排气就要告诉医生，告诉其做这些动作刀口不会裂开；骨科手术后患者要保持功能位，加强功能锻炼；颈部手术后患者要防止大出血，以免影响呼吸等。

3. 适时沟通、及时了解　在术后出现病情变化或并发症时，应及时向患者亲属说明可能的原因、转归和处理方法，以求得患者和亲属的理解和配合，并在观察治疗过程中随时进行必要的沟通。

视频：手术患者沟通

六、病房常见医患沟通障碍及化解方法

1. 患者对疾病认识不足导致沟通障碍　患者和家属因为没有医学专业知识，常常对疾病的严重程度、可能发生的并发症及不良预后认识不足，对治疗抱有过高的期望值；部分患者及亲属不了解、不承认当前医学的局限性，认为只要住进了医院花了钱，患者就应该被治好；一旦病情恶化，要么没有思想准备，难以接受现实，要么认为医生没有尽力医治，迁怒于医方，极易诱发医疗矛盾和纠纷。在诊疗过程中应反复交代病情，对可能发生的并发症和不良预后要重点交代，必要时在医疗文件上加以记载，让患方对此有足够的认识。同时要交代一些避免病情加重、需要时及时就诊、预防及处理并发症等注意事项。

2. 检查项目的局限性及并发症导致的沟通障碍　当代医学的检查方法很多，但每种检查方法都有其局限性，并可能引起并发症。在给予患者检查之前，应向患方详细交代拟检查项目的意义、可能出现的并发症、可能的结果和解释，同时要强调该项检查的局限性，让患方在充分知晓并理解的基础上，自愿选择检查与否，并签署知情同意书作为依据，否则一旦检查结果为阴性或出现并发症，患方就会认为"白做了"或"不该做"，从而引发纠纷。

3. 医疗信息不对称导致的沟通障碍　医生的理性认知与患者及其亲属的感性认知间存在矛盾，致使医生在向患者及家属解释医疗工作时往往遇到一些困难。部分医生在解释专业问题时过多地使用专业术语，导致沟通障碍。应充分尊重患者的知情权，尽可能地用通俗易懂、生动形象的语言向患者及家属介绍病情、诊断、检查及治疗措施，取得患者及家属的理解和支持。

4. **因用药不良反应导致的沟通障碍** 俗话说"是药三分毒",所有药物在取得疗效的同时,自身也存在着不同程度的不良反应。医生如果在治疗前未告知所用药物可能的不良反应并交代注意事项,一旦发生严重不良反应,除给患者身心造成损害外,还极易引发医疗纠纷。医生在使用药物治疗时应充分考虑药物的不良反应,权衡利弊,合理制订方案,尽量避免药物不良反应对患者身体的损害或使损害达到最小,同时向患者说明。

5. **以签字代替沟通导致的医患沟通障碍** 医务人员注重语言文字记录形式,如手术同意书、病情告知书等,这固然非常重要,也是诊疗规范制度要求,但也应注重沟通内容与实际效果。患者及亲属除注重沟通内容外,也注重医生沟通时的表情、动作等。当患者及亲属带有情绪时,首先应以同理心舒缓患者及亲属的情绪,积极主动地倾听,利用表情等身体语言表明了解患者所述的真实情况,理解对方的感受,从而实现理性判断、人性沟通。同时,积极让患者参与必要的医疗决策,确保患者了解正在发生或将要发生的诊断治疗信息及原因,以建议而非命令的方式进行沟通,给患者或家属选择,让其参与决定。

本章小结

门诊患者身份各异,病情复杂,心态多样;门诊工作繁重、复杂,风险性大。应转变思想观念,注重质量意识,优化服务流程,实行人性化服务。

社区卫生服务对象年龄跨度大,求医内容多样,应主动提供服务,加强与其他医疗机构的合作。

急诊患者往往发病突然,病情危重,求医紧迫,处理不当后果严重。应快速反应,紧密协作,正确处置;同时加强沟通,做好记录。

病房患者年龄跨度大,病种广,检查多,治疗手段丰富。应充分考虑患者的身心特点和社会因素,进行沟通时注意书面告知,对于手术患者要把握好术前、术中、术后沟通三个环节。同时,也要及时解决因患者对疾病认识不足、检查项目的局限性及并发症、医疗信息不对称、用药不良反应、签字代替沟通等原因导致的沟通障碍。

(詹玲利)

扫一扫,测一测

思考题

1. 门诊医患沟通难点有哪些?
2. 社区卫生服务对象的特点是什么?
3. 怎样处理门诊患者的投诉?
4. 急诊医患沟通的注意事项有哪些?
5. 术前检查、术前诊断与手术所见不一致,如何在术中与家属进行有效的沟通?
6. 手术后患者出现严重并发症,如何与患者和家属进行沟通?

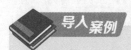

学习目标

1. 掌握：医疗纠纷及危重疑难病例的沟通方法。
2. 熟悉：敏感问题的沟通技巧；临终关怀的概念及沟通方法。
3. 了解：医疗纠纷处理的一般原则及特定原则。
4. 能明晰"告知坏消息"造成的消极影响，并进行有效的沟通。
5. 学会防范与化解医疗纠纷的方法与技巧。

特殊状况下的医患沟通，包括医疗纠纷中的医患沟通、敏感问题的医患沟通、危重疑难病例的医患沟通、临终关怀中的医患沟通等。一切为了患者，增强工作责任心，建立新型友好的医患关系，做好危重疑难病例的救治工作，巧妙地告知敏感问题并给予人文关怀，尊重与抚慰临终状态的患者，是医务人员救死扶伤的精神和美好医德修养的体现，也是防范与化解医疗纠纷的有效举措。

导入案例

纠纷因真诚而化解

男患者，67 岁，因"重症坏死性胰腺炎、感染性休克、多器官衰竭"住院治疗。医院紧急会诊，一种会诊意见认为：患者生命垂危，麻醉及手术风险极大，有可能在手术台上死亡，不建议手术治疗；另一种意见认为，患者唯一可能生存的希望是紧急手术清除感染病灶，但成功的概率很低。最后决定紧急手术治疗，并履行告知与签字手续。手术虽然完成了，但术后第 3 天患者还是因感染性休克死亡。当时家属情绪失控，医院积极做好安抚、解释及安全防卫工作，并与死者家属进行了及时沟通。院方表示：患者生命垂危，有一线希望，就要尽百分之百的努力。虽然没有抢救成功，但我们尽力了。理解家属悲痛的心情并予以安慰，如有异议可共同委托医疗事故鉴定，但不能影响医疗护理工作。死者家属最终与院方达成共识，医患矛盾化解。

讨论：1. 在上述案例中，你有何感悟？
2. 你对院方的积极救治有何评价？
3. 阐述积极的抢救与人文关怀对化解纠纷的作用。

第一节　医疗纠纷中的医患沟通

一、医疗纠纷与医疗事故

（一）医疗纠纷

近年来,随着我国医疗卫生事业的发展和患者维权意识及自我保护意识的不断增强,医疗纠纷已成为社会关注的热点问题之一。

医疗纠纷是医患双方在诊疗护理活动中发生的纠纷,是对医院医疗服务行为及其后果和原因产生的异议纠纷。在实践中,医疗纠纷分为广义和狭义两种。狭义的医疗纠纷特指医方对患方疾病、伤痛或功能障碍进行诊疗康复过程中医患双方产生异议而引发的纠纷;广义的医疗纠纷还包括医方为患者进行健康检查、免疫接种及其他特殊服务过程中医患双方因后果和原因产生分歧而引起的纠纷,医疗纠纷可从以下几方面来理解。

1. 医疗纠纷是医患双方之间的纠纷　"医方"即指依法设立的医疗机构及其工作人员。医疗机构工作人员包括医务人员、行政管理和后勤工作人员。患方是指接受医疗服务的患者本人以及与患者的利益相关的个人和组织,如患者的配偶、子女或父母等。

2. 生命权和健康权是医疗纠纷的客体　在医疗纠纷中,医患双方的分歧都是围绕着医方有无过失行为、患方的人身健康是否受到损害、这种过失与损害有无因果关系而展开的。也就是说,医疗纠纷是围绕医疗过失是否导致患者出现了不良的后果而发生的。

3. 医疗纠纷与医疗行为紧密相关　医疗纠纷是在医疗机构及其工作人员为患者提供诊疗康复、预防保健和人身健康等特殊医疗行为中产生的。

4. 医疗纠纷的解决依赖医学专业知识　医疗行为本身具有较强的专业性和风险性,因而判断医疗行为有无过失,有无医疗损害事实,过失行为与损害后果之间是否存在因果关系,这些均需要具有医学专业知识背景的组织介入来判断,比如医疗事故鉴定组、法医鉴定组等。

5. 医疗纠纷的侵权责任法律后果由医疗机构承担　虽然是由医务人员从事疾病诊疗活动,但由于诊疗活动属于职务性活动,因此,由此产生的法律后果由医疗机构承担。

（二）医疗事故

医疗事故是指医方在医疗活动中违反了医疗卫生法律、行政法规、部门规章以及诊疗护理规范和常规,过失造成患者人身损害的事故,其构成要件有以下几方面:

1. 行为人是合法医疗机构及有资质的医务人员　无行医资格的人员在行医时造成患者人身伤害的,不构成医疗事故。此种情况属于刑法的范畴,触犯刑法的,依法追究刑事责任。

2. 行为人主观上有过失　过失是指行为人应注意并且能注意却未注意,或者对构成侵权行为的事实虽然预见其发生,但确信不会发生的一种心理状态,因而导致判断和行为上的失误,导致损害结果的发生。

3. 具有违法性的行为　医务人员在医疗护理活动中违反了医疗卫生管理法规、行政法规、部门规章和诊疗护理规范及常规,在医疗护理活动中具有违法性的行为。

4. 损害是发生在医疗活动中　如果在医疗活动之外发生了损害,均不认定为医疗事故。

5. 必须是造成了患者的人身损害　有过失,同时还要有损害事实的存在,医方才能承担损害责任。因此,只有造成患者的人身损害,才能称为医疗事故。

二、医疗纠纷特点

（一）医患双方是医疗纠纷的主体

医患双方中的"医",从广义上来讲,是指医方,包括各级医疗单位及其医护人员。医疗单位包括医院、卫生院、门诊部、诊所、卫生所、急救站(中心)、检验中心、专科疾病防治院(所、站)、妇幼保健院等,属于依法登记并取得《医疗机构执业许可证》的医疗机构。医护人员包括医师、护士、医技人员及医疗机构的管理人员。医疗纠纷虽然是由于医护人员的行为所引起,但医疗单位仍是医疗纠纷的医方主体。无行医资格的人员在医疗行为中造成患者人身损害的，属于非法行医所造成的损害，因此不构成医疗事故责任。

医患双方中的"患"，从广义上来讲，是指接受医疗服务的患者本人及与患者的利益有关系的个人和组织，也包括要求医疗机构提供健康检查、免疫接种及其所有接受诊疗服务的人。在特殊情况下，患者的利害关系人亦可成为医疗纠纷的主体，例如当患者死亡时，他们也可取代死者成为医疗纠纷的主体。

（二）医疗纠纷客体为患者的人身权和财产权

人身权主要是生命权和健康权，生命权是以公民的生命安全为内容的权利，是每个人的最高人身利益；健康权是以保持公民身体健康为内容的权利。在医疗纠纷中，医患双方的争议总是围绕医疗行为中患者的人身健康是否受到损害，以及这种损害是否合理、合法展开的。也就是说，医疗纠纷是围绕医疗行为是否有过失，过失的医疗行为是否导致了不良的后果而展开的。医疗损害表现为患者的死亡、残疾、组织器官的损伤及治疗后病情的恶化等情形，继而给患者及亲属带来精神上和财产上的损害，给患者人身和财产造成灾难性的后果。因此，有医疗损害必有医疗纠纷。虽然医疗纠纷的主体双方都希望尽快消除疾病、减轻病痛、缓解病情、恢复健康，但医疗行为的侵害性和未知性会带来高度的风险性。医学还有很多未知的领域，往往是后果与愿望相违背，直接或间接导致患者人身、财产损害，从而引发医疗纠纷。

（三）医疗纠纷的内容是医疗护理服务中的争议

医疗护理服务包含着诸多环节，每个服务环节都是医疗护理服务过程的一部分，而患者是这一服务的中心，无论哪个环节出错都会给患者身心和财产带来损害。从内容上，判断是否属于医疗纠纷，主要依据双方争议的事由是否因医疗护理服务所引起，例如非法行医，造成不良后果的，非法行医者不是法律所言的"医"，因而不是医疗纠纷，而是刑法上所应制裁的非法行医罪。狭义的医疗纠纷是指医疗护理所产生的不良后果而引发的，不良后果严重的可导致患者死亡或致残，轻者可出现各种并发症、功能障碍、增加病痛及延长病程等。近年来，因医技科室的技术人员的错误报告、药品使用不当等引起的医疗纠纷也时有发生。

三、医疗纠纷成因

（一）引发医疗纠纷的医方原因

1. 医疗技术有限　①诊断引发的纠纷，诊断方法包括物理和化学两种方法。物理方法主要是进行形象的分辨，如 X 线、CT、MRI、超声、内镜、显微镜、电子显微镜等。仪器的分辨率是有限的，人的经验也是有限的，患者的病情典型性是不确定的。疾病的发展变化错综复杂，加之个体差异，使许多疾病在不同个体表现出不典型性和特殊性，这些因素综合起来就会导致诊断的失误，因而在诊断方面引发纠纷。②治疗引发的纠纷，医学治疗主要有手术治疗、药物治疗。手术方面如对肿瘤病变不能完全清除，手术损伤血管、神经和脏器等并发症；药物方面如可能出现的过敏反应，对造血系统、消化系统、神经系统、肾脏、心脏可能产生一定程度的毒性反应等。医生对此虽有所认识，但却很难预测或避免此种不良反应会在哪个具体患者身上出现，因而常常在治疗方面引发纠纷。

2. 缺乏医德修养　医务人员的医德医风和医术水平直接关系到患者的身心健康与生命安危。随着医学模式向生物 - 心理 - 社会医学模式的转变，医院由原来的"以疾病为中心"发展为"以患者为中心"。重视医德修养，文明、热情、礼貌周到地为患者服务；重视患者就医时的舒适度、服务的便捷性和人性化。患者入院时带着疾病的烦恼而来，出院时带着对服务的满意和痊愈的喜悦而去，这样和谐的医患关系才能建立，才能防范医疗纠纷。有的医务人员缺乏良好的医德修养，服务意识淡漠，缺乏爱心、热心、耐心、细心、同情心，有的疏忽大意造成过错等，由此引发不该发生的纠纷。

3. 缺乏有效沟通　医务人员为了满足患者的健康需求，更好地治疗疾病，在治疗的全过程都需要与患者有良好的沟通。如果没有这种沟通交流，医务人员就不能全面了解患者的病情及心理需求。有些医务人员恰恰缺少的就是这种有效的人际沟通，而且缺乏语言艺术和技巧，会对患者咨询的回答过于简单、绝对，没有回旋的余地。一旦治疗效果未达预期，患者及家属便因不能接受而引发纠纷。有的医务人员对患者出院后的注意事项交代不清，或只是口头交代，未履行告知签字程序，以致有些患者出院后未按注意事项去做，导致了不良后果而引发医疗纠纷。

4. 法律意识淡薄 法律法规和部门规章规定的医方各个医疗行为的注意义务是判断医疗过失行为的具体标准。注意义务包括说明义务、转诊义务、问诊义务等。说明义务是指医方必须就疾病诊断、治疗方法、可能出现的并发症及治疗过程中的不良反应、注意事项等对患者及家属进行说明和指导的义务，目的在于征求患者的有效同意或回避预见到的某种不良结果。在疾病超出医方治疗能力的情况下，医方还必须及时作出转诊指示的说明义务。转诊义务应通过书面形式详细告知，而且需在病历上由患者及家属签字确认，同时还要全力帮助患者安全、及时转送至有条件的上级医院。在治疗过程中，医方应详尽询问患者的起病特点、疾病症状、缓解因素、既往病史、药物过敏史及家族遗传史等情况，进行综合分析诊断。

有些医务人员法律意识淡薄，在病历书写、病情告知、知情同意权履行、侵权责任等方面缺乏认识。具体表现为病历完成不及时，病史采集不全面，重要病史、症状、体征记录不全，病情变化或出现并发症时没有及时向患方交代和记录，辅助检查项目不全，诊断依据不充分，对危重病例和预后不良的情况缺少病情告知和交代，对特殊检查和治疗缺少知情同意签字。由于上述种种情况，患者及家属一旦对治疗效果产生异议，容易引发医疗纠纷。

5. 医疗过失 医疗过失纠纷分为医疗事故和医疗差错纠纷。后者又称医疗事故以外的过失纠纷，是因医疗机构和医务人员的过失行为引起的纠纷。某些医务人员不认真执行卫生法律法规、部门规章、诊疗护理常规、规范，工作中粗心大意，缺乏细致、耐心，工作不严谨、不虚心、不请示，导致诊疗护理中出现差错；有些医务人员对诊疗过程中潜在的风险估计不足，准备不充分，导致意外，造成医疗纠纷。

（二）引发医疗纠纷的患方原因

1. 个体差异 人的个体差异及超敏性既可表现在生理方面，也可表现在心理方面。人既可以有解剖结构的变异，也可以有机能状态的特异性，如超敏体质、瘢痕体质等。患病个体的超敏性不同于一般患病个体，因此有些不良后果事先难以预测，一旦发生，患者及家属便难以接受而引发纠纷。

2. 不配合治疗，不规范就医 有些患者对医学知识缺乏了解，对各种医疗、用药、检查的必要性缺乏认识；有些患者隐瞒病史、不履行医嘱、私自减量或停用药物、私自外出延误治疗等。这些情况都不同程度地影响疾病的治疗效果。患者及家属对此并不认同，往往认为是医务人员所致，从而引发纠纷。

3. 情绪状态 我国医药卫生支出位居家庭支出的第三位，看病难、看病贵还在一定程度上存在。患方对我国目前医疗服务运行机制缺乏理解和支持，在就医观念上存在着误区。在治疗疾病的过程中，患方易出现焦虑、恐慌、不安、烦躁、易激怒等心理，医务人员稍有不慎便会引发患方不满，从而导致纠纷。

4. 对医学特殊性及风险性缺乏了解 医学对疾病的认识是不断深化的，当今医学还不能达到所有的疾病都能根治，客观上还会有很多疾病无法诊断及治愈，还会存在很多未及探索的领域，这就必然导致一定程度的误诊误治。疑难病例众多，新的疾病也在不断涌现，医生常无法阻止疾病的发展变化，治疗结果始终存在着不确定性。由于患方缺乏医学知识，对医学特殊性及风险性缺乏了解，往往对疾病的多样性及不确定性认识不足，对诊疗效果期望过高，认为只要治不好病就是医院有过错，一旦治疗失败便可引发医疗纠纷。

（三）引发医疗纠纷的社会原因

1. 医患之间缺乏诚信 诚信是医学伦理道德的重要组成部分。应加强医务人员的诚信教育，这是医院生存、发展的生命线，是极其宝贵的医疗资源。有些医生不能全身心地投入医疗工作中，担心患者对自己的医疗行为进行指责。患方则担心医生不尽职尽责，对医生缺乏信任，甚至隐瞒个人的隐私及病史。医患之间的信任度降低，缺少良好的配合，一旦出现并发症，患方也认为是医方不尽责所造成的，因而引发纠纷。

2. 高额赔偿诱惑 医疗纠纷中患者不切实际的天价索赔及赔偿标准差异时有发生，使医疗纠纷的处理易陷入困境之中。高额赔偿的原因有以下几方面：①医院的任务主要是完成医疗护理工作，不能投入过多的时间与精力协调处理赔偿事宜；②"医闹"现象严重干扰了医院的正常工作秩序，给医

笔记

院声誉也造成了负面影响，院方被迫通过经济手段来解决医患纠纷；③患方对医学的局限性、不确定性、风险性缺少认知，将损害结果全部怪罪于医方；④现行医疗体制中，由于医疗纠纷的赔偿没有最高限额，致使少数人不是为了解决医患纠纷，而是出于经济目的蓄意制造事端引发纠纷。

3. 患者医疗费用负担加重　当个人负担的医疗费用有所增加时，患者心理上便会难以接受，财力上难以承受，误认为医疗费用的提高全是医院所为，于是常常带着偏见来医院看病，因而引发纠纷。

4. 个别新闻媒体报道失实　有个别新闻媒体报道不实，产生负面效应，使患者产生误解。也有个别新闻媒体为了抢热点，在一些纠纷未调查清楚前就报道和转载，激化了医患矛盾，也给公众留下了"医院不可信"的印象，使得患者对医院、对医生怀着不满情绪，存在提防和猜疑。这些媒体不负责任的炒作非但没有缓解医患矛盾，反而促发了医疗纠纷的发生。

5. 尚未普及的医疗责任保险　医疗责任保险是指医疗机构在医疗事故或诊断错误及差错等方面加入的保险。一旦发生上述情况，由保险公司在责任限额内进行赔偿，简而言之，就是医疗机构为自己的医疗安全买份保险，一旦出现医疗纠纷时，由保险公司负责向患者理赔。我国的医疗责任保险尚处在起步阶段，多数保险公司只承保医务人员在诊疗护理活动中发生的侵权损害，对于医疗以外所发生的其他损害一般不在承保范围内，因而不能满足医院对责任保险多方面的需求。另一方面，由于还仅仅是根据医院床位、医务人员数量来收取保费，尚不能根据医院的管理水平、技术水平、科室差异、手术类型等制定差别费率，结果出现保险费率偏高的现象，由此挫伤了医院投保的积极性。

四、医疗纠纷处理的原则

（一）医疗纠纷处理的一般原则

1. 以事实为依据，以法律为准绳　司法的基本原则是以事实为依据，以法律为准绳，这也是医疗纠纷处理必须坚持的基本原则。以事实为依据，就是医患双方无论是进行协商处理还是诉讼都必须尊重客观事实，以实际存在的医疗事实作为处理医患纠纷的根本依据；以法律为准绳，就是医患双方及法院在处理医患纠纷时应首先查明案件的真相，在此基础上，按照法律的具体规定对案件作出公平及时的处理，用法律的规定作为判断已经查明的案件事实及情节的尺度，并认定责任归属。

2. 法律面前人人平等　法律面前人人平等的含义应包括三个方面内容：①任何公民都一律平等地享有宪法和法律规定的权利，必须平等地履行宪法和法律所赋予的义务；②公民的合法权益都一律平等地受到法律保护，对违法行为一律依法追究和严惩；③在法律面前，任何公民都不允许享有法律以外的任何特权，任何人不得强迫公民承担法律以外的任何义务，不允许公民受到法律以外的任何惩罚。医疗纠纷的处理既要保护医患双方的合法权益，也要有利于医学科学的发展。

3. 诚信、公平　民事活动的基本原则是诚信、公平原则。在目前的医疗纠纷处理中，还存在许多法律、法规没有规定的情形。例如在医患双方均没有责任的情况下，损害后果如何承担；医疗单位由于诊疗、护理过失，给患者造成一定的损害，但又不构成医疗事故的情况下，医疗单位是否应承担赔偿责任；医疗单位为抢救患者，在特殊情形下未经患者及家属签字，导致治疗效果不佳时，是否应当承担责任；医疗单位造成患者损害时，可否以事先与患者签订的协议来免责；对不可避免的并发症，医疗单位在手术等处置前，未履行告知义务，造成损害，是否应当承担赔偿责任等。因此，在法律没有明确规定的情形下，诚信、公平原则是赋予司法人员的一定自由裁量权，因而可以客观公正地解决医疗纠纷。

4. 及时　及时原则是处理医患纠纷当中必须遵守的原则，医患双方都希望医患纠纷能够快速解决，这是实现诉讼效率价值的具体体现，也能很好地树立司法权威。医疗纠纷的及时处理一方面可以平息医患矛盾，解决患方的困难，对患者及家属更是一种精神上的慰藉；另一方面也有助于医方全身心地投入医疗工作中，同时还有助于恢复院方正常的医疗工作秩序。

（二）医疗纠纷处理的特定原则

1. 遵循职责法定原则　职责法定原则，是指只有法律规定的才应承担法律责任。这一规定一般只适用于职务行为，如《中华人民共和国母婴保健法》规定："从事母婴保健的工作人员违反本法规定，出具有关虚假医学证明者、进行胎儿性别鉴定的，由医疗保健机构或者卫生行政部门根据情节给予行政处分,情节严重的,依法取消执业资格"。上述规定充分体现了职责法定原则。

2. 遵循可容性危险原则　可容性危险原则,是指当某种有益于社会的行为,在性质上存在某种侵害法律权益的危险时,只要该行为的危险性从有益的目的来说是正当的,那么,这种行为就被认为是合理的,是被允许的。因为医疗行为本身,无论是实施手术治疗还是予以药物治疗,对患者都具有一定的侵害性,但这种侵害性是基于治疗疾病时出现的或不可避免的,所以医疗行为应遵循可容性危险原则,这样医务人员才能敢于大胆探索,医学科学才能不断发展、进步。

3. 遵循患者承诺原则　医患关系中的患者承诺包括两种,一种是约定俗成的,一种是需事先特别约定的。狭义的患者承诺原则是指约定俗成的患者承诺原则,主要是指当患者到医疗单位看病时,即表示该患者已向医疗单位作出了愿意接受有关辅助检查和治疗措施的承诺,这些承诺是约定俗成的。当患者生命垂危需要抢救时,医生也不需要同患者及其家属商量,就可以依据病情迅速采取施救措施。只有在进行特殊检查、特殊治疗时才使用特别约定的承诺原则,如在手术前,患者及家属必须在手术同意书上签字等。

4. 遵循紧急避险原则　《民法典》规定,因紧急避险造成损害的,行为人可以不承担法律责任。在法律上医疗紧急避险行为是被免责的,如心搏骤停的抢救,即使有监护人在场,医生可以不经家属签字同意,迅速开始心肺复苏,挽救患者的生命。当病情处于危急时刻,如不紧急抢救将使患者生命健康受到严重威胁时,医生应争分夺秒全力抢救,此时因采取紧急抢救措施而发生不良后果的,不属于医疗事故,因而医疗机构不需要承担责任。紧急避险不能超过一定的限度,在保证生命安全的情况下,要尽可能减少不必要的损害。

5. 遵循公益豁免原则　公益豁免是指某人或特定的部门在为公众利益或者为大多数人服务的过程中,即便有违法的现象,或被认为是有侵害某种法律权益的情况,但这是为了公益性福利事业或为大多数人服务的过程中产生的失误,法律也可以不予制裁或者给予较轻的制裁。

五、医疗纠纷中的沟通

(一)医疗纠纷中沟通的障碍因素

在医疗纠纷沟通中,医患双方首先应尊重客观事实,本着诚信、互谅、互让、同情、理解的姿态进行有效的沟通。医护人员应该不断为沟通的质量与效果作出努力,同时患方也要本着诚意积极参与沟通,以使医疗纠纷能够早日解决。但分析当前医患沟通的现实时,不少医疗纠纷都缺乏良好的沟通,有的甚至产生敌意,对于医患沟通中的这种障碍因素,需要医患双方共同努力来加以克服。

1. 信任问题　在国家医疗体制改革及医院的经营机制发生转变后,人们还不能迅速适应这种医疗体制运行的机制,对市场经济的管理形式和手段缺乏认识;加之个别医务人员在利益面前出现了价值观扭曲的现象,使患者对医方的信任出现了问题,在医患关系上具体表现为患方对医方存在观念上的偏差、心理上的戒备和思想上的不信任,因此影响着医患沟通的质量和效果。

2. 异常心理　当医疗纠纷发生时,医患双方都要以积极的态度去面对,在尊重客观事实的基础上坦诚沟通。由于受医疗纠纷负面情况的影响,个别患方家属存在异常心理,不是谋求解决纠纷,而是以能否获得不合理经济利益为目的。一般认为,出于生物的、心理的、社会的多种因素,可导致患者常发生程度不一的心理异常。表现在认知过程中出现焦虑、恐慌、抑郁及情感不确定等异常;在行为过程中产生意志减退或缺乏、行为出现亢奋、情绪失控等异常现象。

3. 相似性吸引差　相似性是人际沟通、吸引的重要因素。相似性包括学历、认知水平、综合素质、专业、兴趣、年龄等方面的相似与接近。医护人员每天要为各种文化层次的患者服务,他们的修养程度参差不齐,因此彼此出现相互吸引的概率低,相似性吸引差,特别是在专业知识方面,医患之间由于掌握信息的不对称,彼此的认知存在很大的差异,难以形成彼此吸引的交流平台。医护人员苦口婆心地解释疾病的表现,但患者却很难理解,因而难以收到预想的沟通效果。

(二)医疗纠纷中沟通的负面影响及表现形式

1. 医疗纠纷中沟通的负面影响　医疗纠纷中沟通的负面影响是指医患双方均按惯性思维和心理模式,来确定自己在沟通关系中的地位和方式。有些患者看病时故意隐瞒病史,或只是草草介绍病情,看医生能否为其做出诊断,以此来判断医生水平的高低。在这种消极的惯性思维影响下,医患之间的沟通效果差,一旦出现患者病情恶化或死亡的情况,便打砸财物或殴打医务人员,或者通过在医院办公室、诊室内滞留等方式,给医院施加压力,造成负面影响,从中牟利。

"医闹"现象严重威胁医务人员的人身安全,侵犯了医疗机构和医务人员的合法权益。医疗服务作为一种特殊的服务,常常表现为高科技、高风险、高侵害性,加之患者个体差异性等不确定因素,医疗行为既有可能使治疗效果甚佳,也有可能使病情发展恶化。尽管"医闹"产生的原因有其多方面的基础,但医务人员沟通欠佳,对病情及恶化情况解释不清,导致患者家属对疾病的治疗存在认知偏差,这为"医闹"提供了生存空间,助长了"医闹"现象。

2. 医疗纠纷中沟通负面影响的表现形式

(1)信息渠道不畅:信息渠道主要包括口头宣传、医药杂志、科普读物、宣传橱窗、报纸、电台等。当患者文化水平低、与媒体宣传接触较少时,医患沟通就会出现信息渠道上的缺失现象,往往因语言理解力不同、信息不对称等原因,使患方很难理解医学上的专业术语及复杂的疾病机制,因而常常对沟通产生负面的影响。

(2)沟通情绪受挫:医护人员每天要接触大量的患者,难以解答患者提出的一系列问题。当患者想了解自己的病情,希望与医护人员进行沟通时,医护人员因繁忙便三言两语应付过去,或认为说了患者也听不懂,或对患者提出的问题以不屑于回答的轻蔑表情来应对等,患者渐渐产生了沟通情绪受挫的不良心理。

(3)沟通时间受限:沟通时间主要是指医护人员与患者直接进行语言沟通的时间。由于沟通时间经常受到客观条件的限制,医生很难有充足的时间与每位患者都进行深入的沟通,这使满怀希望得到医生重视的患者大失所望,这在门诊问诊过程中及在患者迫切希望了解自己患病的情况时,表现得最为强烈。

(4)沟通环境不适宜:环境的影响在医患沟通中起到很重要的作用,环境能产生正面或负面的影响。门诊交谈的环境是否私密,病区的环境是否安静,交谈时态度是否和蔼,语气是否亲切自然,交谈距离是否适中等,都会影响到沟通的效果。

(三)医疗纠纷处理中的沟通要素

1. 认真的态度、得体的举止是沟通的基础　当纠纷发生时,医方认真的态度和得体的举止显得尤为重要。接待人员一定要选择具有良好心理素质、富有同情心的医务人员担任,对来访者做到文明接待,给予患方关心和同情,使患方感到温暖,即使对态度蛮横的患者也要耐心疏通引导,温和冷静地进行处理。认真的态度,得体的举止,亲切体贴的语言,会缩短医患之间的距离,消除内心的隔阂,增加患方对医方的信任,从而做到彼此换位思考,使医疗纠纷中的矛盾得到缓解。

2. 良好的心态与真诚是沟通的根本　医方在处理医患纠纷中一定要调整好心态,沉着冷静,积极面对,切忌对患者产生敌意。对患方情绪失控和过激行为切忌惊慌,如果带着敌意和惊慌情绪与患者沟通,会使沟通变成僵局,成为难以跨越的鸿沟,从而加重对患者身心的损害。医方应以真诚可信的态度与患方共同分析病情,分析矛盾的症结所在,从而通过沟通找到解决矛盾的途径和方法,使患方感受到医方有诚意解决纠纷。

3. 耐心倾听是沟通的前提　在医疗纠纷中,患方的内心是希望得到医方重视,提出的意见被认真考虑,从而使纠纷得到解决。耐心的倾听会使患方感到被重视和尊重,从而使患者感到院方可信、有诚意。倾听的同时要做好书面记录,便于进一步了解患者的需求。

4. 正视矛盾是沟通的关键　发生医疗纠纷时,良好有效的沟通会防止事态进一步扩大。院方应迅速有效地与患者进行沟通,不要拖延,更不要回避矛盾,否则只会使矛盾加深,使沟通变得更加困难。医方应做到不卑不亢,有情,有礼,有据,有节。要使患方懂得冲动与过激非但不利于问题的解决,反而会使医患之间产生隔阂和敌意,并产生新的矛盾和纠纷。若经劝说患方仍情绪过激并难以控制时,应在安全保卫措施下与之沟通。

5. 良好的语言技巧是沟通的桥梁　语言的技巧与艺术在医患沟通中具有极其重要的作用。医护人员运用语言艺术,可促进良好的医患沟通,化解矛盾,使医疗纠纷消融在萌芽状态。语言技巧应做到:①谈话时要尊重患方,态度和蔼,解释耐心。②依据纠纷的核心问题来决定谈话的内容和方式。

③对不同文化和素质的人运用不同的语言,力求易懂,又具有专业性,让患方既感到医方认真接待、富含同情。同时医学又有很强的专业性,应尊重科学,不能鲁莽行事。④语言要严谨、准确,要讲究谈话技巧,善于同患方沟通思想,建立感情,并掌握其真实动机和要求。对患方提供的情况要辩证分析、综合整理,耐心地交代政策和处理方式,努力寻找医患沟通的切入点,使之达成谅解,在互信、互敬、互让、互谅的基础上达成共识。

6. 负面影响的医疗纠纷运用法律途径解决 某些医疗纠纷的患者不是为了解决矛盾,而是为了不合理利益向医院提出无法满足的要求,进而采取过激的方式,以故意扩大事态、造成负面影响的形式给医院施加压力,甚至演变为"医闹"。对于此种情况,医院应采取有效的措施,通过报警加以制止。同时引导患方通过鉴定、司法等途径妥善解决纠纷,或建议患方咨询律师了解妥善解决纠纷的途径,这样可使患方走到理智的轨道上来,避免发生新的矛盾和纠纷。

六、增进医患互信,防范与化解医患矛盾

(一)树立良好的服务意识,增强工作责任心

医护人员面对的是患者,患者与其他服务群体不同,医护人员除了用精湛的医术全力救治以外,还要对患者体现出爱心、耐心、细心、同情心、责任心。患者不仅有解除病痛的强烈愿望,而且有得到心灵慰藉的心理需求。医护人员要增强责任心与服务意识,充分调动患者的积极性,使其主动配合治疗。当治疗决策有分歧的时候,在不违反治疗原则的前提下尽量满足患者的意愿。

(二)加强医德修养,树立医疗单位的良好形象

医务人员担负着救死扶伤、防病治病、保障人民健康的神圣职责,服务对象是受病痛折磨的患者。提高医务人员的医德修养,树立医疗单位的良好形象,是时代的召唤。"医乃仁术",医学首先是仁学,其次才是医术。要心里装着患者,一切为了患者,这样才能很好地为患者服务,建立新型友好的医患关系。

(三)尊重患者知情同意权,做好告知工作

只有充分尊重患者的知情同意权,做好病情告知工作,才能减少医疗纠纷。手术中可能发生的并发症,病程中病情的变化,治疗方案的选择,需要住院的建议,病情的恶化及临终状态,病程中的注意事项,出院后注意事项等均需要详细告知。告知时要注意签字的重要性,以此确认医护人员已明确告知。当患者及家属不配合治疗及检查时要及时正确处理,并履行签字程序。告知时要注意保护患者隐私,避免产生不良的后果。

(四)做好事先沟通,提高沟通效果

要做到事先沟通、主动沟通、换位思考、尊重患方。当患者因疾病感到悲哀和无助时,医生的鼓励与支持会让患者信心百倍,转忧为喜;医生的懈怠与消极,会让患者灰心丧气,抑郁焦虑。要加强医护人员的沟通意识,讲究沟通的技巧和方法,充分尊重患者的人格尊严,提高沟通能力与效果。

(五)做好事后处理,防止矛盾重演

当纠纷解决后,院方要及时总结经验教训,做好事后处理工作。对患者提出的意见一定要高度重视,及时沟通并妥善处理。在各种纠纷、医疗差错事故和重大医疗事故后,院方和医护人员要认真反思,本着实事求是的态度,认真听取并采纳患方的合理化建议及批评意见,努力寻找医疗护理中的错误及缺陷,采取积极有利措施认真进行整改,防止同类事件再次发生。

尽管医疗纠纷的成因中有医方原因、患方原因及社会原因等诸多因素,但作为医务工作者应该立足自己的本职工作,坚持救死扶伤,在全力救治患者的同时给予患者更多的关爱、温暖、体贴与帮助。面对医疗纠纷,医务工作者应力求通过精湛的医术、全力的救治、美好的医德、优质的服务、人文的关怀、良好的沟通,防范与化解医疗纠纷。使其相互理解、相互信任、相互支持、相互勉励、相互协助,以达到共同战胜疾病的目的。而对于个别采取极端过激行为,故意扩大事态,甚至蓄意演变为"医闹",影响正常医疗秩序的纠纷,应迅速通过报警等法律手段予以制止。

患者："我父亲入院时神志还清楚，就是说胸痛，可你们却给治死了，我们想不通，你们得给个说法。"

　　医生："老人家得的是严重心肌梗死，又有严重并发症，实在太重了，你们早来的话也许还能有些希望。这病突发性强，危险性极高，大家都尽力了，我们和你们一样难过，如果有需要我们可以共同委托鉴定。"

　　评析：

　　医生的回答很委婉，既说明了病情的严重性，又说明了患病要及时来医院就医；既说明了双方都尽力抢救了，又表达了悲痛的心情，最后又告知了解决纠纷的正确途径，便于纠纷的平息和解决。如果医生的回答过于生硬，可能加重纠纷，在实际沟通中应尽量避免。

第二节　敏感问题的医患沟通

一、敏感问题的概念

　　敏感问题是指涉及患者个人隐私、个人利益、道德或法律等方面的问题，是患者不愿意在公共场合表态和陈述的问题。

二、敏感问题的分类

（一）患者私生活和隐私的问题

　　患者患病是由于私生活和隐私所导致时，就医是一个内心复杂与纠结的过程。患者一方面想把身心经历的折磨和痛苦向医生倾诉，以便能尽快让医生了解病情，进而快速诊断并实施治疗；另一方面碍于情面，潜意识中又想把致病原因、心理感受有所保留和隐瞒。因此，若让患者就医时就能打消顾虑，充分倾诉身心的疾病，关键是医生要用亲切的语言打动患者，用心灵去沟通，用信任去打开患者的心扉。

（二）患者不幸的消息

　　1. 死亡消息　世上最悲痛欲绝的事情莫过于获知亲人死亡的噩耗，由医护告知患者家属患者死亡的消息，这是一个非常残酷的事情。同时医护告知时承受着难以想象的压力，沟通不好还将会带来纠纷。虽然现代医学科学迅猛发展，但医学并非万能，还有很多医学无能为力的领域，因此预后差或死亡难以避免，所以临床一线的医护人员不可避免地要与患者家属进行告知与沟通。这种不幸消息会给患者家属带来绝望的感觉，使其身心受到巨大冲击，因此，如何告知不幸对医护人员的沟通能力提出了更高的要求。

　　2. 潜在的严重疾病　告知坏消息是医护人员面临的一个最大难题。面对威胁生命的严重疾病，医生一方面担心患者失去希望，自己的言行会给患者造成沉重打击；另一方面，担心治疗不当、无效并危及患者的安全。当今，还有很多疾病让医生很无奈，医护人员不得不面对告知坏消息的挑战，同时医生面临的多种心理矛盾，使告知坏消息成为一种"畏难"处境。

　　3. 性传播疾病　在涉及性传播疾病时应当实事求是，大多数患者在得知这个消息时会有羞涩的心理反应。在条件较好及陌生的医疗环境他们的心境会平静很多，但患者也担心疾病的发展及转归，是否对家人具有传染性等。若为艾滋病时，由于大多数患者对此病的严重性有所了解，恐惧与绝望的心理会表现得很明显。

　　告知坏消息最重要的是医生的真诚和坦率，要让患者感到希望。医生在与患者及家属沟通医学敏感问题时，要表现出极大的同情与关注，这样会让患者感到欣慰。患者会因医生全身心的投入并倾注了关爱而产生信任，会因为医生分担其不幸和忧伤而感动，从而积极配合治疗，增强治疗的依从性。

三、敏感问题处理中的沟通实施

1. 对隐私和性传播疾病的沟通 医生要让患者知道致病原因对诊断及治疗至关重要，只有患者如实表述病情，才能让医生找出原因，明确诊断并尽快实施治疗。患者面对陌生的医护人员时，一般心情都会很放松，不会担心隐私外露造成舆论的压力和尴尬心理。此种情况下，只要医生真诚坦率，语言平和，一般患者还是愿意向医生敞开心扉的。而面对熟悉的医护人员，患者一方面担心会被轻视和嘲笑；另一方面又担心医护人员能否为其保守秘密。此时与其讲究语言技巧，倒不如用亲切的关怀和体贴去感动患者，让其感到医生在为自己着想，为自己着急和担心，这样就会拉近与患者的距离，取得患者的信任。沟通时在场的人越少越好，最好能一对一进行，尤其要将患者的亲属暂时隔离，地点选在一个单独的、大小适中的安静房间，这样较易向患者传递关怀的情感，易于交流和沟通。设想在大庭广众之下沟通性病等隐私，非但达不到沟通效果，反而会加剧患者焦虑的心理，甚至会因难堪而激怒患者。

2. 告知坏消息时的沟通 告知坏消息，包括关于死亡和濒于死亡的情况，也包括一些尚不确定的病情状况，如怀疑有恶性肿瘤的可能等。这些对患者及家属来说无疑是一个恶性刺激。如果以唐突的、生硬的、缺乏同情的方式宣布坏消息，无疑是在判死刑，它所造成的心理后果极具破坏性。对于尚不确定是否是坏消息时，沟通的语言更要恰当、平和、委婉，谨慎使用癌症待排除的字样。因此，深入了解患者的内心特征，明晰告知坏消息所产生的消极影响，实施告知的技巧，对于缓和医患紧张关系，体现人文关怀，提高治疗效果都是非常重要的。

（1）掌握沟通时机：告知坏消息是没有最佳时机的，但却有不佳时机。当患者及家属满怀信心渴求治愈、身心疲惫、整夜不眠、情绪失控时，就不宜马上告知坏消息。虽然没有最佳告知时机，但必须尽量回避这样的时机，在医疗允许的时间内待家属从最初的悲痛绝望中缓和过来时进行沟通较为适宜。

（2）巧妙运用沟通方式：在正式沟通前最好给予一定的暗示，这样患者家属自身会有预警而不感到突然。例如，"近来患者的状况不好"等，另外也可以在通知患者及家属有事要谈时进行委婉提示，如"您和家人一起来好吗？"等。正式沟通时，应与患者坐近距离，目光彼此平和、交融，以便及时观察对方情感变化，必要时可用肢体语言进行安抚，如握手、拥抱等。沟通交流时医生应放慢语速，语气低沉平缓，慢慢地传递信息，让患者渐渐领会和感悟，并密切关注患者的反应，以便及时调整谈话内容，对患者的情绪宣泄应表示理解和同情。

（3）建立信任，协作关系：告知坏消息除了医疗要求外，应是医生向患者及家属表达关怀，传递温暖，共同寻找希望，战胜病魔，建立信任、协作关系的过程。此阶段医生应从思想上多给疏导，使之减轻压力，同时在情感上多予以理解与同情，设身处地地为患者着想，在治疗、护理、生活各个方面给予细心的呵护，使其增强战胜病魔的信心和勇气。要将人文关怀贯穿于行医的全过程，时刻给予患者关爱与温暖。

（4）渐进阶梯式告知：在医疗过程中，医生完全可凭借临床经验对重症疾病的预后有一个基本的判断，并运用渐进阶梯式的告知方式，这样患者及家属对预后会有一个预期，会随病程逐渐领悟到病情可能会有不良的结果，因而从情感上会逐渐接受而不会感到突然。在初诊阶段就可以给予危险信号的提示，使其提前有接受严重疾病的应激心态，潜意识中会有相应的心理准备；在诊治观察中，随时和患者及家属沟通，告知患者诊断和治疗中出现的不良信息；最后当明确诊断或治疗无望时，应清楚地向患者及家属解释病情，告知医护人员所做出的努力和付出，并对家属的积极配合给予肯定，可说"我们与你们家属都已尽力了"等话语以示抚慰。

（5）表达同情与安慰：告知坏消息时重要的是同时表达同情与安慰。只有在充分了解患者悲痛的心情，体察到他们的担忧所在，建立了友好融洽的关系之后，同情与安慰才能从内心有感而发，才能与患者的情感联系在一起，才能得到好的沟通效果。否则，过早或走过场的表达同情与安慰会给人以虚假的感觉，不便于沟通的实施。

（6）正视疾病，协同治疗：最初听到坏消息时患者及家属会产生绝望的感觉，医生应通过言语与情感上的支持尽快帮助患者及家属从绝望中解脱出来，正视疾病，回到理智的行动中来，协同治疗。医生可真诚地向患者及家属表达："让我们共同面对眼前的困难，相信我们会尽力与你们共同战胜病魔，让我们共同期待病情的好转并渴望奇迹的出现。"

 对话技巧评析

视频：癌症
患者的日记

患者家属："大夫，我爸得的是肝癌吗？"

医生："一般确定诊断要看病理结果，不过我建议你们去上级医院再看看，我可以帮助你们联系，现在结果还不确定，确诊前不要告诉他，以免他有负担。"

评析：

医生讲究对话技巧，在诊断上留有余地，让家属有思想准备，并且帮助患者想办法，会让患者感到很亲切。在告知坏消息时不要过于直接，否则会让患者或其家属难以接受。

第三节　危重疑难病例的医患沟通

一、危重疑难病例及其家属的特征

危重疑难病例是指病情危重，在诊治过程中既困难又矛盾的病例。

危重患者往往由急救车送来，病情危重，突发性强，来院时可能已经濒临死亡。患者及家属怀有恐惧、紧张、烦躁、焦虑和垂危感，迫切希望医护人员能迅速抢救。此时医护人员不能有分秒耽搁，应迅速查体，准确诊断，果断处置，全力投入抢救。同时向上级医师、主任汇报，组成强有力的抢救组织，必要时汇集各科力量共同投入抢救。

疑难病患者及家属希望能尽快得以诊断并得到针对性的治疗，一旦因病情复杂难以明确诊断，便产生悲观、不满情绪，并对医务人员失去信任。有些患者由此猜测自己患上了很复杂、很严重的疾病，同时认为所在医院技术水平低，没有能力诊断和治疗自己的疾病，因而失去了战胜疾病的信心和勇气，主动配合治疗的依从性严重降低。

二、危重疑难病例治疗中的沟通实施

危重病例往往是濒临死亡或诊断难以确立的状态，虽有抢救生存的一线希望，但此时患者已经失去了沟通和掌控自己命运的能力，家属和亲人变成了沟通的对象。因病情危重来不及进行各种辅助检查，只能是凭经验全力抢救和治疗，此时明确诊断较为困难，沟通难度加大。家属有烦躁不安、恐惧、焦虑的心情，因而任何过激的行为都可以理解。医生面临的是医疗诊断受限的压力，同时还要承受患者家属期望值过高的压力。此时最重要的是让患者家属明确患者目前的危险状态，并且要把全力以赴的抢救贯穿在整个治疗过程中，医务人员积极的抢救胜过任何形式的语言沟通。危急情况下，语言沟通必须有积极的抢救及人文关怀作为基础，这样才能获得较好的沟通效果。让患者家属感受到医务人员关爱生命、珍惜生命、挽救生命，面对危急的生命争分夺秒、全力以赴，只要有百分之一的希望，就尽百分之百的努力。精诚所至，金石为开，家属会因医务人员全身心的投入抢救而得到安慰。在危重疑难病例的抢救中，医方各个环节的表现都会影响沟通效果。

危重疑难病例的沟通应做到以下几方面：

1. 积极抢救，争分夺秒　医务人员应急患者之所急，每个环节都应体现以抢救患者为中心。积极抢救、争分夺秒可使患者及患者家属得到心理的安慰，这是良好沟通的基础；否则，一切沟通语言和技巧都会显得苍白无力。医务人员在抢救重症患者时应该做到：表情紧张而严肃，行动快速而敏捷，治疗沉着而稳重，抢救迅速而有序。

2. 及时会诊，完善三级医师查房制　对于危重症患者，及时会诊并完善三级医师查房是非常必要的。必要时通过医务部门组成抢救治疗组，让患者及家属切实感受到医方付出的努力与艰辛。若预

后较差,由科室或抢救治疗组与家属进行沟通,应边抢救边沟通和交代病情,并履行签字确认程序。

3.准确运用专业术语　沟通中应准确运用专业术语,将疾病的诊断、治疗、抢救过程、下一步的治疗意见及预后、疾病的危险性告知清楚,以求家属的配合与理解,同时发放病危通知书并签字。对危险性的告知应客观、恰当、委婉,并赋予好转的期待与渴望。

对知识分子要讲医学术语,谈吐文雅;对于文化层次低的人群,则要运用通俗易懂的语言,尊重患者人格及知情权,不夸张,不虚构。不便对患者本人沟通的疾病,则需要善意的谎言,但对其家属一定要实话实说,让其有充分的思想准备,以达到减少纠纷、减少医患冲突的目的。

4.态度和蔼,充满同情　接待方式恰当、得体,态度和蔼。对患者家属彬彬有礼,并通过让座等肢体语言表达理解与同情,给予患者家属充分的尊重。

5.及时告知转院治疗　对于没有治疗条件的医院,及时告知转院治疗。详细告知转院途中及不转院均面临极大的风险,并履行书面签字程序。是否转院由患方权衡利弊作出抉择,医方只能提出建议,做好参谋,供其参考,切忌强行为其作出决定。这样可以规避风险,并充分尊重患者及家属的知情同意权。

6.合理运用沟通技巧　如倾听、记录、沉默、同情、共情等,体现一切为了患者的理念。语气深沉和缓,充满同情与安慰。

7.恰当运用人文关怀　给予患者家属温暖、支持、体贴与帮助,使之共同面对疾病,战胜疾病。

8.阐明国内诊治水平和现状　让患者了解医学是一门自然科学,所以对疾病的认识是有限的,医学并非无所不能,很多疾病还不能根治。医学的发展是趋于进步、完善、成熟的过程。使之了解疾病发生、发展、预后和转归的客观规律,正确理解疾病、认识疾病、对待疾病。

9.做好纠纷的防范　对个别缺乏就医道德的患者及家属,则必须有防范准备,既要认真治疗,又要严格告知,履行签字等书面程序。必要时医务部门可介入,对关键告知及谈话进行录音、录像备案,以防对方故意闹事。

视频:一位
医生的独白

第四节　临终关怀中的医患沟通

临床上将对不可治愈性疾病的终末期患者的医疗关怀称为临终关怀。

一、临终患者及其家属的心理特征

(一)临终患者的心理特征

临终患者是指经过积极治疗后仍无生存希望,处于生命终末之前这段时间的患者。美国精神科医生库伯勒·罗斯(Kubler Ross)将临终时的心理反应分为五个阶段:否认阶段、愤怒阶段、协议阶段、抑郁阶段、接受阶段。心理反应的顺序因人而异,可有重复,也可停留在某阶段。

在否认阶段,患者拒绝接受事实,想尽一切努力否认即将面临的死亡,并抱有侥幸心理,总希望这是医生的错误诊断,这种否认心态是一种很自然的心理防御,在于逃避内心的痛苦和挣扎。在愤怒阶段,患者表现难以接受现实,进而表现为痛苦、怨恨、愤怒、无助、绝望的复杂心态,可一反常态、失去理智,以摔砸东西、打骂他人进行宣泄。在协议阶段,患者仍然希望有奇迹出现,用渴求的心态要求医生延长其生命。此时患者愤怒情绪逐渐平息,表现为沉默,并愿意配合治疗。经历上述几个阶段后,心情虽有所平静,但即将来临的死亡使患者产生悲观、失落、情绪低沉、绝望抑郁的心理。进入抑郁期的患者,不配合医务人员,甚至有自杀的念头。患者在经历了悲观、绝望的心理后,多数都能恢复理智,进入接受阶段,患者认识到死亡是不可避免的,认为自己已经走完了人生的里程,表现出平静和接受。

(二)临终患者家属的心理特征

临终患者家属的心理反应一般有以下四期:

1.震惊和无助　家属对亲人即将死亡感到震惊和无助,头脑一片空白,无法处理相关问题或做出相应决定。

2.情绪失常和愧疚　恢复理性的思维后,家属会反思以往的行为,对一些过错愧疚难当。

3. 失落与孤独　当确信亲人即将逝去,自己的过失无法弥补的时候,内心转变为失落与孤独。

4. 解脱与重组生活　家属逐渐理智,开始以各种方式表达悲哀与怀念之情。

二、临终关怀中的沟通实施

临终关怀的目的在于使生命有价值的存在以至自然结束,重视生命质量,尊重生命尊严,重视临终患者及家属的情感与感受。对于患有癌症、慢性病的临终患者,如果家属要求继续用药维持治疗,医务人员仍应全力以赴实施治疗,这将有利于缓解临终患者的恐惧和痛苦,安抚家属悲观及绝望的心理。

1. 直面临终患者　临终是所有人都逃避不了的现实,医务人员应帮助患者及家属共同面对现实,了解死亡是生命的客观规律。通过启发和帮助患者进行生命的回顾,怀念恩人及有意义的事来平衡心理,缓解恐慌的状态。回忆成功、美好的友谊和爱情,可使空虚的心理有所充实,在不同程度上可使临终患者心理上得到一些慰藉。

2. 语言沟通　临终患者心理感受较为敏感,自身的无价值感较为强烈,因此,临终患者更需要尊重与关爱。在语言沟通时要通过提问与倾听的方式与患者沟通,了解其需求与不适。倾听时要注意力集中,保持眼神的交流,传递对患者的理解与同情。要使用礼貌语言,使其感受到自己虽然时日不多,但仍然得到医务人员的尊重,这种尊重会使患者感受到自身的价值感。

3. 躯体语言沟通　在沟通中语言已显苍白无力的时候,一定的躯体语言可向患者传递温暖。当患者出现恐慌时,关心的眼神与表情,紧握患者的手,都可使患者感受到爱的抚慰,进而从心理上感受到温暖与安全。

死亡是生命的客观规律,临终时患者都会有恐惧感,但亲情、友情、爱情、信念与良好的沟通可减少或抵消恐惧感。医务人员要以爱心、关心及同情心理解患者,给予人间的温暖,社会的尊重,精神的安慰,亲人的关怀,使其最终能正视现实,面对死亡,平静而尊严地度过临终阶段。

对话技巧评析

患者家属:"大夫,我妈的病真的没救了吗?"

医生:"我们用了目前所有的办法,尽了最大的努力,但病情非常重,随时可能有危险,看老人家还有什么愿望尽量满足她,建议远方的孩子尽快回来看看老人家吧!"

评析:

医生说明尽了所有的努力,并用理解、关爱和同情安慰患者家属,患者家属的内心会感到慰藉,达到了沟通的效果。在临终关怀沟通中,一定要运用共情的技巧。如果缺少人文的关怀和同情,会让家属的心情更加难过,并觉得医务人员冷漠无情。

本章小结

避免医疗纠纷一定要尊重患者的知情同意权,同时要做好风险告知,遵守卫生法律、法规、诊疗护理规范及常规。用全力的救治、充满同情的关爱及真诚的语言有效化解医疗纠纷。

明晰告知坏消息造成的消极影响,掌控沟通时机,巧妙运用沟通方式和告知语言,恰当表达同情与安慰,建立信任协作关系,体现人文关怀,促进最佳治疗效果。

对危重疑难患者的语言沟通必须有积极的抢救及人文关怀作为基础,关爱生命、珍惜生命、抢救生命,这样才能收到好的沟通效果。

临终关怀是一项体现人文关怀的医疗服务。关注临终患者家属的社会需要,以此抚慰受伤的心灵。通过躯体照料和心理关怀,体现对临终患者的尊重、同情、价值认同和人道主义,使患者最终能正视现实,面对死亡,平静而尊严地度过临终阶段。

(郑荣日)

扫一扫,测一测

思考题

1. 医疗纠纷处理中的沟通应如何实施?

2. 告知坏消息时应如何进行沟通?

3. 在危重病例的抢救中,应注意做好哪些环节才能收到好的沟通效果?

实 训 指 导

实训一　实施医患沟通的实践技能模拟训练

【实训目的】

1. 模拟医务人员与患者、患者家属，模拟实施医患沟通的情景，掌握沟通时机、沟通方式、沟通策略、沟通技能要点的应用。

2. 学会应用沟通技能与患者、患者家属进行有效沟通，沟通中体现人文关怀，达到建立信任、互通信息、相互理解、和谐合作的目标。

【实训准备】

1. 物品器械　医护服装、病历本、医嘱本、笔、水杯、办公桌、椅子等。

2. 环境布置　模拟医生办公室。

【实训学时】

1～2 学时。

【实训方法与结果】

（一）实训方法

1. 阅读案例　吴某，男，56 岁。反复咳嗽 12 年，伴心悸、气急 1 个月，初步诊断：①慢性支气管炎，肺气肿；②肺心病，心房颤动，心功能Ⅲ级。医嘱：一级护理，留陪护，心电监护，给予抗感染、强心、利尿等处理。

2. 提出问题　患者及患者家属心理负担都重，都想了解患者的病情。假设你是主治医师，你应该如何与患者及患者家属进行沟通？

3. 实训指导　将学生分成若干组，每组 4～5 人，1 人任组长，2～3 人为患者、患者家属角色，2 人为医护角色，由组长组织讨论、布置场景、准备物品与器械，以小组为单位模拟场景进行对话沟通。教师事先说明沟通注意事项与要求，并在实训中予以指导。

（二）实训结果

1. 通过练习让学生正确认识实施医患沟通的重要作用。

2. 掌握医患沟通的技能要点与方法。

【实训评价】

（一）实训态度评价

学生实训目的明确，态度端正，仪表规范；内容充实、完整，物品准备充分，按照要求认真完成实训内容。

（二）沟通能力评价

1. 沟通时机准确　主动与患者打招呼，态度热情、诚恳，鼓励与安慰患者，耐心告知患者有关信息，恰当表达人文关怀。

2. 沟通方式得当　通过倒茶让座、嘘寒问暖，表现出礼貌谦让，拉近与患者的距离，情感表达充分，沟通人性化。

3. 沟通策略有效　通过眼神、表情、声音、语调等肢体语言，表达理解与同情的心理，给予患者充分的尊重。

4. 沟通技能有用　如注重态度、精心准备、注重倾听、注意细节、做好记录等，情绪控制得当，角色个性鲜明，感染力强。

5. 体现专业水平　能运用专业知识，将疾病的诊治、预期、注意事项告知清楚，疾病的告知客观、恰当、委婉，并赋予好转的期待与希望。

（三）团队合作评价

1. 团队精神　小组成员团结协作，较好地完成实训项目。

2．综合评价　授课老师根据学生的现场表现给予综合评价，指出优点与不足。

（傅学红）

实训二　手术患者的书面沟通

【实训目的】

通过模拟医务人员与患者及其家属沟通的情景，学会与患者及其家属进行沟通的方法与技巧，体现人文关怀精神。

【实训准备】

模拟医生办公室、医护服装、病历本、医嘱本、手术知情同意书、笔、水杯。

【实训学时】

2学时。

【实训方法与结果】

（一）实训方法

1．阅读案例　急性阑尾炎患者张某，男，60岁，因病情欲行外科手术治疗，但患者及其家属拒绝在手术知情同意书上签字。

2．提出问题　患者及其家属拒绝签字可能的原因有哪些？假如你是主治医生，如何说服患者及其家属同意手术？

3．实训指导　将学生分成若干组进行角色扮演，每组4～5人，1人任组长，2～3人为患者、患者家属角色，2人为医护角色，由组长组织讨论、布置场景、准备物品与器械，以小组为单位模拟场景进行对话沟通。教师事先说明沟通注意事项与要求，并在实训中予以指导。

（二）实训结果

1．通过练习让学生正确认识书面沟通的重要性与必要性。

2．掌握医患沟通的方法与途径。

【实训评价】

（一）态度评价

学生态度端正，仪表规范，内容充实完整，物品准备充分，按照要求认真完成实训内容。

（二）沟通能力评价

1．沟通方式恰当得体，给予患者及其家属充分的尊重。

2．沟通内容通俗易懂，具有可操作性，患者容易接受。

（王朝晖）

实训三　共情中辅助技巧的实训例证

【实训目的】

1．模拟医务人员与患者家属，模拟共情的情景，掌握语音、语调、表情、肢体动作、告知工作。

2．学会共情中辅助技巧的运用，实现言语技巧与非言语技巧的交融配合，起到共情的效果，最终帮助患者恢复健康。

【实训准备】

1．物品器械　医护服装、病历本、医嘱本、桌椅、笔、水杯等。

2．环境布置　模拟医生办公室。

【实训学时】

1学时。

【实训方法与结果】

（一）实训方法

1．阅读案例　脑梗死患者王某，男，52岁，左侧肢体瘫痪，住院治疗。主管医生查房时，患者总是不让医生离开,诉说自己的困难与不幸。

2.提出问题　患者心理负担相当重,假设你是主治医师,你应该如何实施共情技巧,让患者抚平心理。

3.实训指导　将学生分成若干组,每组3～5人,1人任组长,1～2人为患者,2人为医护角色,由组长组织讨论、布置场景、准备物品与器械,以小组为单位模拟场景进行沟通。教师事先说明沟通注意事项与要求,并在实训中予以指导。

（二）实训结果

1.通过练习让学生正确认识辅助技巧在共情中的重要作用。

2.掌握医患沟通的技巧与方法。

【实训评价】

（一）实训态度评价

学生实训目的明确,态度端正,仪表规范,内容充实完整,物品准备充分,按照要求认真完成实训内容。

（二）沟通能力评价

1.沟通方式得当　通过倒茶让座、嘘寒问暖,表现出礼貌谦让,拉近与患者的距离。

2.情感表达充分　通过眼神、表情、声音、语调等肢体语言,表达理解与同情的心理,给予患者充分的尊重。

3.个体角色鲜活　情绪、情感把控得当,沟通情景交融,共情充分,感染力强。

4.体现专业水平　将疾病的诊治、预期、事项告知清楚,疾病的告知客观、恰当、委婉,并赋予好转的期待与希望。

（三）团队合作评价

1.团队精神　小组成员团结协作,较好地完成实训项目。

2.综合评价　授课老师根据学生的现场表现给予综合评价,指出优点与不足。

（张元凯）

实训四　门诊、急诊及病房医患沟通的途径与方法

【实训目的】

1.模拟医务人员与门诊、急诊及病房患者及其家属沟通情景,掌握沟通的方法与途径。

2.学会应用沟通技巧与门诊、急诊及病房患者及其家属进行沟通,沟通中体现人文关怀,达到相互理解、相互支持、密切配合、共同战胜疾病的目的。

【实训准备】

模拟医生办公室、病房、医护服装、告知书、笔、水杯等。

【实训学时】

2学时。

【实训方法与结果】

（一）实训方法

1.阅读案例　患者李某,女,50岁,因心悸、血压增高2周到门诊就诊。患者2周前生气后感觉间断性心悸,两次测血压均为160/100mmHg,情绪稳定时症状减轻,未复测血压,也未服降压药。无高血压家族史。查体:血压140/90mmHg,无其他异常。医师告诉患者,尚不能诊断为高血压,继续观察即可。患者极不满意,认为医师对自己不重视,担心自己会像其同事发生卒中瘫痪。

2.提出问题　患者心理负担相当重,假设你是主治医师,你应该如何与患者进行沟通,进而让患者抚平心理。

3.实训指导　将学生分成若干组,每组3～5人,1人任组长,1～2人为患者,2人为医护角色,由组长组织讨论、布置场景、准备物品与器械,以小组为单位模拟场景进行沟通。教师事先说明沟通注意事项与要求,并在实训中予以指导。

（二）实训结果

1.通过练习让学生正确认识在医疗工作中沟通的重要性。

2.掌握医患沟通的技巧与方法。

【实训评价】

（一）实训态度评价

学生实训目的明确，态度端正，仪表规范，内容充实完整，物品准备充分，按照要求认真完成实训内容。

（二）沟通能力评价

1. 沟通方式恰当、得体，彬彬有礼，给予患者及其家属充分的尊重。

2. 角色个性鲜明，情绪把控得当。沟通的表达符合所设场景，可操作性强。

（三）团队合作评价

1. 小组成员团结协作，较好地完成实训项目。

2. 综合印象　授课老师根据学生的现场表现给予综合评价，指出缺点与不足。

（詹玲利）

实训五　危重疑难病例的医患沟通

【实训目的】

1. 模拟医务人员与患者家属，模拟危重病例沟通的情景，掌握接待、沟通、协调、告知工作方法与技巧。

2. 学会应用沟通技巧与危重疑难病患者家属进行沟通，沟通中体现人文关怀，达到相互理解、相互支持、密切配合、共同战胜疾病的目的。

【实训准备】

1. 物品　医护服装、病历本、医嘱本、病危通知书、笔、水杯。

2. 器械　办公桌、椅子。

3. 环境　模拟医生办公室。

【实训学时】

2 学时。

【实训方法与结果】

（一）实训方法

1. 阅读实训材料　李某，男，78 岁。因持续性胸骨后剧痛 0.5 小时入院，入院后经心电图检查、血清心肌酶检查、血常规及血糖检查，诊断为急性心肌梗死合并严重心律失常；2 型糖尿病。患者既往有脑出血史。进行生命体征监测，吸氧、止痛、抗血小板、抗凝、抗心律失常等对症治疗。现病情危重。

2. 提出问题　患者家属想了解患者的病情，假设你是主治医师，你应该如何与患者家属进行沟通。

3. 实训指导　将学生分成若干组，每组 4～5 人，1 人任组长，2～3 人为患者家属角色，2 人为医护角色，由组长组织讨论、布置场景、准备物品与器械，以小组为单位模拟场景进行对话沟通。教师事先说明沟通注意事项与要求，并在实训中予以指导。

（二）实训结果

1. 通过练习让学生正确认识在危重症的诊治中沟通的重要性与必要性。

2. 在练习中领会专业知识在医患沟通中的作用。

3. 体会人文关怀在医患沟通中达到的良好效果。

4. 掌握医患沟通中的技巧与方法。

【实训评价】

（一）实训态度评价

学生实训目的明确，态度端正，仪表规范，内容充实完整，物品准备充分，按照要求认真完成实训内容。

（二）沟通能力评价

1. 接待方式恰当、得体，对患者家属彬彬有礼，并通过倒茶、让座等肢体语言表达理解与同情的心理，给予患者家属充分的尊重。

2. 角色个性鲜明，情绪把控得当。沟通的表达符合所设场景，可操作性强。

3. 能运用专业知识，将疾病的诊断、治疗、抢救过程、疾病的危险性告知清楚，同时发放病危通知书并体现签字确认的程序。对危险性的告知客观、恰当、委婉，并赋予好转的期待与希望。

4. 对目前全力救治的方案、目前治疗的效果、遇到的困难及应对的措施、可能出现的各种风险进行详尽沟通,以求家属的配合与理解。

5. 能合理运用沟通技巧,如倾听、记录、沉默、同情、共情等。

6. 能运用人文关怀给予患者家属温暖、支持、体贴与帮助,使之共同面对疾病,最终共同战胜疾病。

7. 及时告知转院治疗 对于没有治疗条件的医院,及时告知转院治疗。详细告知转院途中及不转院均面临极大的风险,并履行书面签字程序。

8. 阐明国内诊治水平和现状 应让患者了解医学并非无所不能,使之了解疾病发生、发展、预后和转归的客观规律,正确理解疾病、认识疾病、对待疾病。

9. 做好纠纷的防范 对个别缺乏就医道德的患者及家属,必须有防范准备,既要认真治疗,又要严格告知,履行签字等书面程序。

（三）团队合作评价

1. 小组成员团结协作,较好地完成实训项目。

2. 综合印象 授课老师根据学生的现场表现给予综合评价,指出缺点与不足。

（郑荣日）

参 考 文 献

[1] 王锦帆,尹梅. 医患沟通. 北京:人民卫生出版社,2013.

[2] 刘惠军. 医学人文素质与医患沟通技能教程. 北京:北京大学医学出版社,2011.

[3] 周桂桐. 医患沟通学基础. 北京:人民卫生出版社,2012.

[4] 李功迎. 医患行为与医患沟通技巧. 北京:人民卫生出版社,2012.

[5] 王香平,刘芳. 医德修养. 北京:中国协和医科大学出版社,2013.

[6] 白剑锋. 中国式医患关系. 北京:红旗出版社,2011.

[7] 易学明. 医患之间. 南京:东南大学出版社,2012.

[8] 陈文叙. 医之魂. 北京:人民军医出版社,2012.

[9] 缪尚庭,缪新权. 医患温度. 北京:化学工业出版社,2013.